AF626796

Heike Höfler

NACKEN-SCHMERZEN

selbst behandeln

Bibliografische Information der Deutschen Nationalbibliothek:
Die Deutsche Nationalbibliothek verzeichnet diese Publikation in der Deutschen Nationalbibliografie. Detaillierte bibliografische Daten sind im Internet über http://dnb.d-nb.de abrufbar.

Für Fragen und Anregungen
info@rivaverlag.de

Wichtiger Hinweis
Dieses Buch ist für Lernzwecke gedacht. Es stellt keinen Ersatz für eine individuelle medizinische Beratung dar und sollte auch nicht als solcher benutzt werden. Wenn Sie medizinischen Rat einholen wollen, konsultieren Sie bitte einen qualifizierten Arzt. Der Verlag und die Autorin haften für keine nachteiligen Auswirkungen, die in einem direkten oder indirekten Zusammenhang mit den Informationen stehen, die in diesem Buch enthalten sind.

Originalausgabe
1. Auflage 2019

Nymphenburger Straße 86
D-80636 München
Tel.: 089 651285-0
Fax: 089 652096

Redaktion: Ulrike Reinen
Umschlaggestaltung: Marc-Torben Fischer
Umschlagabbildungen: vorn shutterstock/Stasique, hinten Bethel Fath
Innenabbildungen: Bethel Fath, außer: S. 148 istock/Jacob Wackerhausen, S. 159 Heike Höfler
Illustrationen: Jörg Mair
Satz: Daniel Förster, Belgern
Druck: Florjancic Tisk d.o.o., Slowenien
Printed in the EU

ISBN Print 978-3-7423-0873-3
ISBN E-Book (PDF) 978-3-7453-0528-9
ISBN E-Book (EPUB, Mobi) 978-3-7453-0529-6

Weitere Informationen zum Verlag finden Sie unter
www.rivaverlag.de
Beachten Sie auch unsere weiteren Verlage unter www.m-vg.de

Heike Höfler

NACKEN-SCHMERZEN *selbst behandeln*

Bewährte Übungen, um Verspannungen zu lösen

riva

Inhalt

Einführung

Wir leben in einer Zeit der Bewegungsarmut und der Stereotypie von Bewegungen, das heißt, wir führen diese immer wieder auf die gleiche Art und Weise aus. Das gilt für den vor dem Schreibtisch sitzenden und, noch schlimmer, am Computer arbeitenden Menschen genauso wie für den Friseur, Zahnarzt, Elektriker, Bauarbeiter, Kassierer im Großmarkt oder für die Hausfrau, die immer in Bewegung ist.

Jeder hat im Laufe seines Lebens seine besondere Art der Körperhaltung oder Bewegung entwickelt. Das führt zu Mustern, die immer wieder unbewusst und automatisch auf die gleiche Art und Weise ablaufen. Sind diese ungünstig, kommt es mit der Zeit zu Störungen im Bewegungsapparat und zu Verspannungen im Muskelbereich.

Der Handy-Nacken, die neue Seuche?

Kennen Sie das Jugendwort des Jahres 2015? Es heißt Smombie und setzt sich aus Zombie und Smartphone zusammen. Überall sitzen und stehen heute junge und ältere Menschen, die über den Tag hinweg vier oder mehr Stunden auf kleine Bildschirme starren. Handy und iPad sind nicht mehr nur Gebrauchsgegenstand, sondern Teil des Lebens, allgegenwärtig, an allen Orten, in allen Situationen. Surfen im Internet, auf Facebook und WhatsApp, nach den neusten Infos schauen und das Checken und Verschicken von Nachrichten in gebückter Haltung mit gebeugtem Kopf ist zur Gewohnheit geworden. Lesen, schreiben, chatten, spielen; dies alles spielt sich in einer den Körper belastenden, unnatürlichen Haltung ab. Denn diese Position ist auf Dauer nur schwer für die Muskeln, Bandscheiben und Wirbelgelenke der Halswirbelsäule zu verkraften.

Aber warum ist die gebückte Haltung mit Blick auf das Smartphone so schädlich? Es wird nicht nur kurzzeitig, sondern über lange Zeit hinweg immer wieder eine unnatürliche Haltung, eine schädliche Fehlhaltung eingenommen, in der Strukturen in diesem Bereich eingeengt und überlastet werden. Dies sind neben Muskel- und Fasziengewebe auch Blutgefäße, Nerven und Wirbelgelenke, deren freies Spiel gestört wird und die Halswirbel unbeweglicher werden lassen. Der Kopf wiegt fünf bis sieben Kilogramm; dieses Gewicht lastet in aufrechter Position auf der Halswirbelsäule. Je weiter der Kopf nach vorn geneigt wird, umso größere Kräfte wirken auf die Wirbelkörper. Die Nackenmuskeln sind in ständigem Einsatz gegen die Schwerkraft, da sie den Kopf vor dem Nach-vorn-Fallen bewahren und demnach ständig beansprucht sind. Sie müssen bei einer Neigung des Kopfes von nur 15 Grad schon 12 Kilogramm mehr stemmen, bei 45 Grad – oft sind es sogar mehr – etwa 25 Kilogramm. Das entspricht mehr als einem vollen Kasten Wasserflaschen, die auf dem Nacken und der Halswirbelsäule lasten! Erschwerend kommt hinzu, dass die Halswirbelsäule aus dieser ungünstigen gebeugten Position heraus im oberen Teil auch noch überstreckt und im Sinne der »Beobachterhaltung« vorgeschoben wird. Meistens wird der Kopf dann noch in den Nacken gezogen, wodurch ein »Knicknacken« entsteht. Blutgefäße, vor allem beide Wirbelarterien, geraten dabei unter Druck und können die Sauerstoffversorgung zum Kopf behindern. Die Muskelfasern der kleinen Nackenmuskeln verkürzen sich und es bilden sich Schmerzpunkte. Außerdem ziehen die verkürzten Muskeln am Atlas, dem ersten Halswirbel, und verursachen einen chronischen Zug am Hinterkopf und anderen Halswirbelgelenken.

Ständiges Sitzen in einer monotonen, vorgebeugten Pose ist wahres Gift für den Nacken und die Halswirbelsäule. Mittel- bis langfristig sind nicht nur Muskelverspannungen, sondern auch Verschleißerscheinungen in den Wirbelgelenken die Folge: Fast immer hat ein häufig vorgebeugter Kopf nicht nur einen Hohlnacken und Nackenknick im obersten sowie siebten Halswirbelgelenk zur Folge, sondern auch einen Rundrücken und ein Hohlkreuz.

Vorbeugen ist besser als heilen

In den letzten Jahren wurde ein extremer Anstieg von Krankheiten und Beschwerden verzeichnet, die aufgrund des einseitigen Gebrauchs unseres Bewegungsapparats entstehen. Dies geschieht nicht von heute auf morgen; sie entwickeln sich zunächst fast unmerklich, bis sie schließlich immer deutlicher spürbar werden.

Je früher daher mit der Prophylaxe angefangen wird, desto leichter lassen sich langfristige Schäden vermeiden.

Vorbeugung ist besser, als zu warten, bis die ersten Schmerzen im Bewegungsapparat zu verzeichnen sind. Sind die Schmerzen schon mal da, kommt es darauf an, mit gezielten Übungen wieder ein muskuläres Gleichgewicht herzustellen: einerseits für Dehnung und Entspannung einzelner Muskelgruppen zu sorgen, andererseits für die Kräftigung geschwächter Körperpartien. Nur dann werden die Wirbelkörper mit ihren Gelenken, Bändern und Bandscheiben geschont, entlastet, »gepflegt«.

Viele Menschen, die unter Nackenschmerzen leiden, denken zuerst an die Bandscheiben, doch Rückenexperten sehen es schon lange als erwiesen an, dass meist Muskelverspannungen an den Schmerzen im Nacken oder Rücken schuld sind.

Schulung des Körperbewusstseins

Die ersten Fehlentwicklungen stellen sich schon in der Schulzeit ein, denn bereits zu diesem Zeitpunkt wird das Kind stundenlang auf oft ungeeignete Stühle gepresst, und in der Freizeit sitzt es allzu oft und viel zu lange vor dem Fernseher oder Computer. Im Erwachsenenalter besteht umso mehr die Gefahr, dass die Muskel- oder Gelenkstörungen sich noch stärker ausprägen und zu tiefgreifenden Problemen führen. Deshalb können Übungen allein nicht genügen. Wir müssen auch unsere Körperwahrnehmung und unser Körperbewusstsein schulen, um erkennen zu lernen, wann wir eine ungünstige Haltung einnehmen und wie wir die Wirbelsäule schonen, damit sie nicht einseitig und verkrampft belastet wird.

In den letzten Jahrzehnten, in denen der Computer immer mehr Einzug in Büros, Geschäfte und Schulen sowie Unis gehalten hat, nahmen die Erkrankungen und Beschwerden, ganz besonders des Halswirbelsäulenbereichs, in krassem Maße zu. Kaum einer, der nach jahrelanger Computerarbeit oder Schreibtischbeschäftigung nicht über Schmerzen im Nacken klagt, aber sicher nicht nur dann. Im digitalen Zeitalter der Smartphones und Tablets, die inzwischen den etwas größeren PC-Monitor abgelöst haben, beginnen die Nackenprobleme häufig schon in der Schulzeit. Rückenexperten und Ärzte diagnostizieren: »Der Handynacken wird zur neuen Volkskrankheit.« Schon Kinder sind nicht selten süchtig nach ihren Handys. Sie starren manchmal stundenlang mit gebeugtem Kopf auf ihr Smartphone – einer äußerst ungünstigen Körperhaltung, welche die Nackenmuskeln voll überfordert und die Wirbel mit Extra-Gewicht belastet.

Je rechtzeitiger man den ökonomischen Einsatz der Bewegungen sowie eine wirbelsäulenfreundliche Haltung am Schreibtisch, Arbeitsplatz und in der Freizeit erlernt, umso mehr kann Schmerzen und Verschleißerkrankungen vorgebeugt werden.

Gymnastik ist die beste Medizin

Ärzte, insbesondere Orthopäden, haben heute kaum Zeit dafür, Patienten darüber aufzuklären, welche Gymnastikübungen ihnen helfen können. Häufig sind sie auch über diesen Teil der Behandlung nur wenig informiert. Deshalb sind die Tipps in diesem Buch für Mediziner ebenso hilfreich wie für Patienten, und selbstverständlich können auch Physiotherapeuten sowie Kursleiter davon profitieren.

Die Beschwerden des Einzelnen im Bereich der Wirbelsäule – in ganz besonderem Maß der Halswirbelsäule – werden immer größer. Tun Sie daher selbst etwas dagegen!

Wenn Ihnen etwas im Nacken sitzt …

Bedenken Sie, dass die Halswirbelsäule der schwächste und zudem beweglichste, das heißt leider auch der anfälligste Teil unserer Wirbelsäule ist. Auch psychische Probleme und Stimmungsschwankungen schlagen sich hier nieder. Wenn wir uns zu »beladen« fühlen, gestresst oder verärgert sind, verkrampfen wir uns automatisch im Schulter- und Nackenbereich und versuchen, wie das Sprichwort uns lehrt, »den Nacken steifzuhalten«. Dadurch verkrampfen wir uns nicht nur, sondern die Halswirbelsäule wird dabei auch häufig zu weit nach vorn gestreckt.

Sind wir traurig oder »geknickt«, lassen wir uns in diesem Bereich »hängen« – es besteht keine gesunde Spannung mehr, die Halsmuskeln sind schwach, und ebenso die Bauchmuskeln. Sie bilden keine notwendige Stütze mehr von vorn.

Aktiv zu mehr Wohlbefinden

Raffen Sie sich jetzt auf, und tun Sie täglich etwas für Ihren Nacken und die Halswirbelsäule! Alle wichtigen Übungen finden Sie in diesem Buch.

Nutzen Sie freie Zeiten zwischendurch aus – und wenn es nur fünf Minuten sind –, um zwei oder drei Übungen auszuwählen und sich und Ihrer Wirbelsäule etwas Gutes zu tun. Gewöhnen Sie sich an, auch an Ihrem Arbeitsplatz kurze Pausen einzulegen, die Sie für körperliche Aktivität nutzen.

Je häufiger Sie üben und je regelmäßiger, umso schneller werden Sie merken, wie gut es Ihnen tut: nicht nur Ihrer Halswirbelsäule, sondern auch Ihrem Kopf (etwa wenn Sie unter Kopfweh leiden), Ihrer Konzentrations- und Leistungsfähigkeit und Ihrer Psyche. Regelmäßiges Üben stärkt Ihr allgemeines Wohlbefinden.

Die Wirbelsäule

ANATOMIE UND KÖRPERHALTUNG

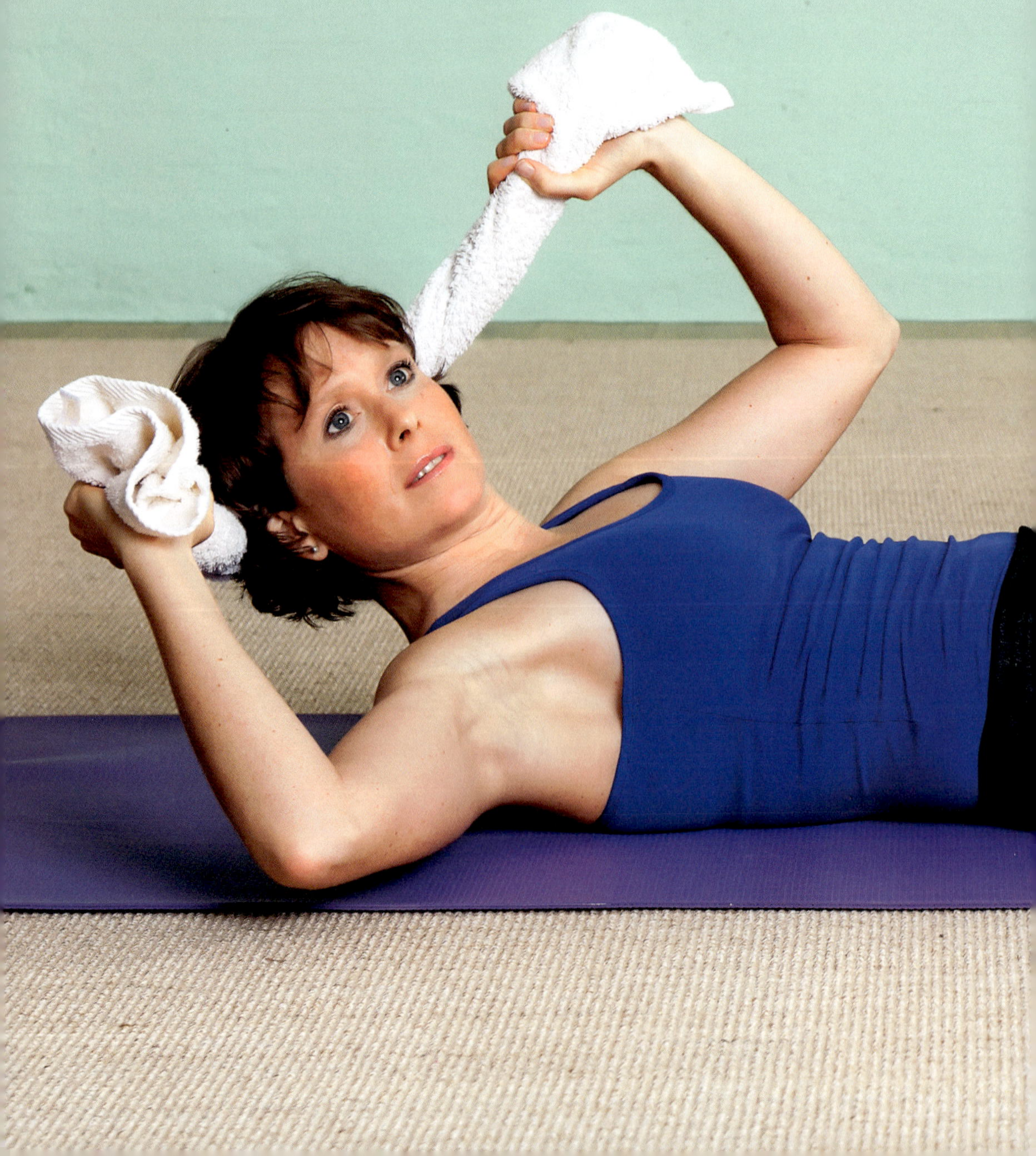

Die Wirbelsäule und die mit ihr verbundenen Muskeln und Gelenke sind ein kompliziertes Wunderwerk – und daher auch störungsanfällig. Unsere Körperhaltung hat einen großen Einfluss darauf, ob wir unsere Beweglichkeit erhalten und genießen können oder aber unter Verspannungen, Schmerzen oder Bewegungseinschränkungen leiden. Im Folgenden erfahren Sie, wie Sie Fehlhaltungen im Kopf-, Nacken- und Schulterbereich wahrnehmen und vermeiden können.

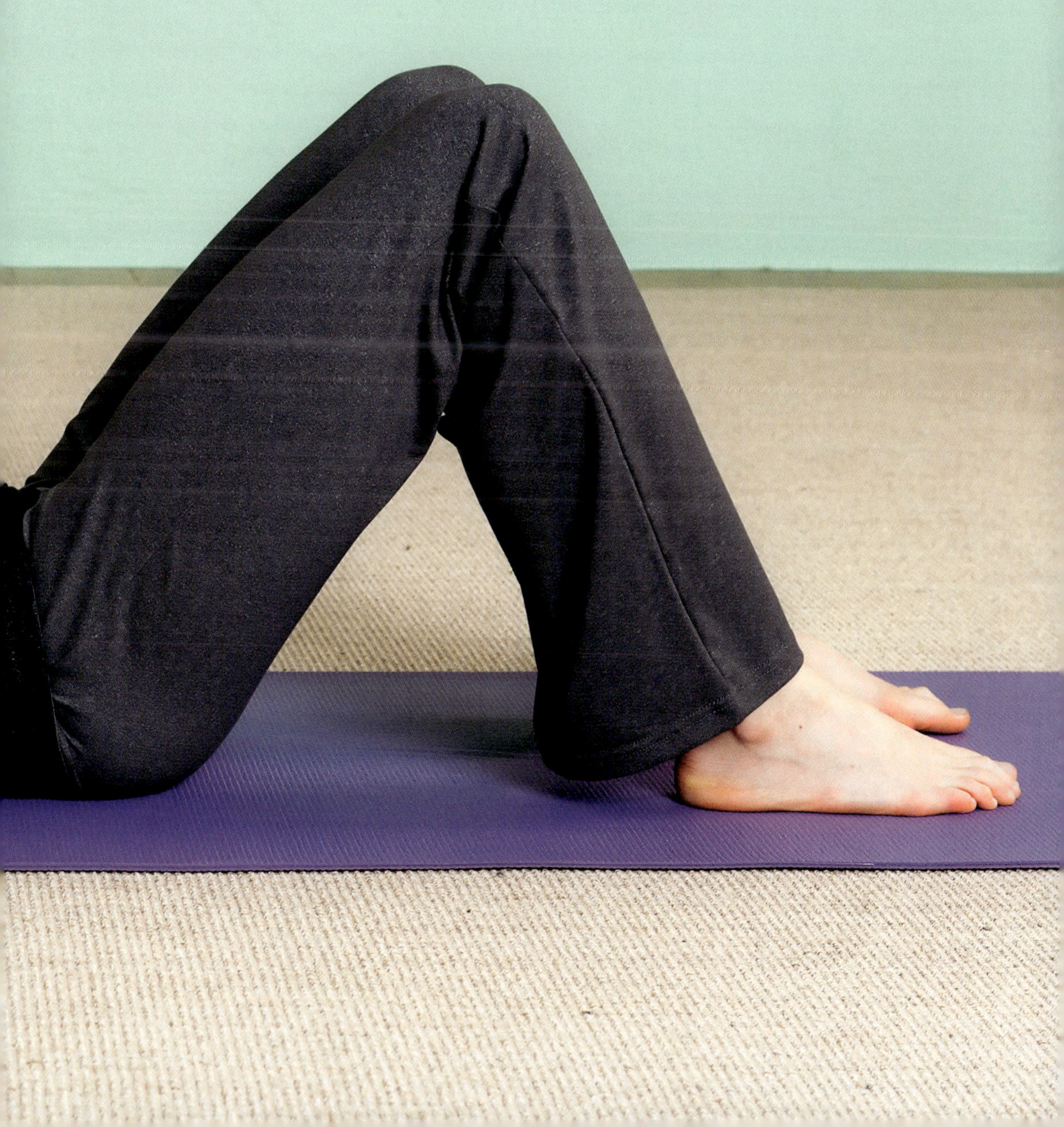

Anatomische Problemfelder

Die Wirbelsäule besteht aus 33 bis 34 Wirbeln, die wie Bausteine aufeinander aufgebaut sind. Davon sind neun zum unbeweglichen Kreuz- und Steißbein zusammengewachsen. Die 24 beweglichen Wirbel unterteilen sich in fünf Lenden-, zwölf Brust- und sieben Halswirbel. Sie sind untereinander durch Bandscheiben, Bänder, Muskeln und Wirbelbogengelenke verbunden.

Die Wirbelsäule weist eine Doppel-S-Form auf, wodurch sie Stöße und Verwringungen besser abfedern und auffangen kann. Man spricht von einer Lendenlordose (Hohlkreuz), einer Brustkyphose (Krümmung nach hinten) und einer Halslordose.

Ein Wirbel setzt sich aus dem Wirbelkörper, den beiden Wirbelbögen, die ein Wirbelloch umschließen, den beiden Querfortsätzen, Gelenkfortsätzen und einem Dornfortsatz zusammen, der hinten meistens fühlbar ist. Alle Wirbellöcher zusammen bilden den Wirbelkanal, der dem darin verlaufenden Rückenmark und den Nervenwurzeln Schutz bietet.

Die Wirbelbögen weisen an ihren Seiten Einschnitte auf, die mit den benachbarten Wirbeln Zwischenwirbellöcher bilden.

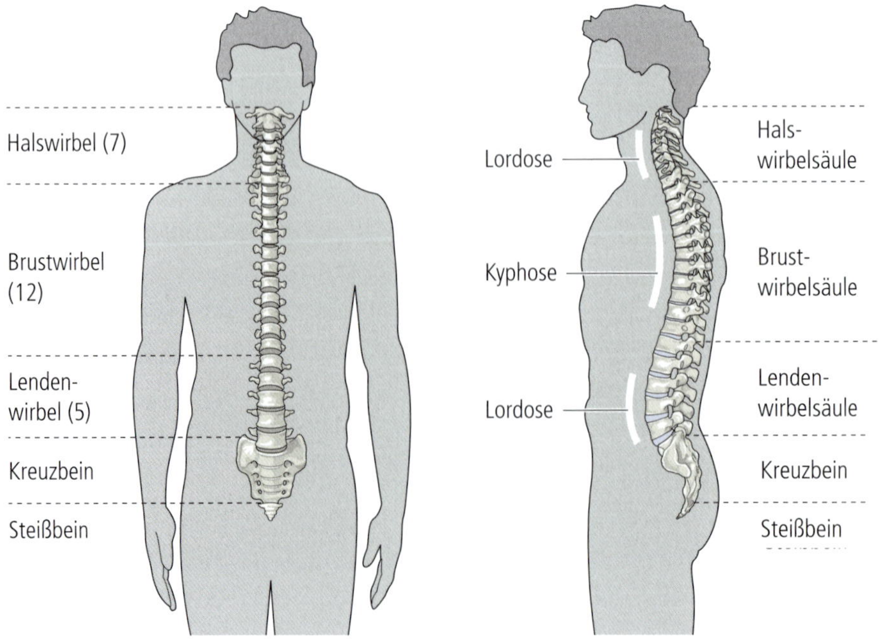

Die Wirbelsäule und ihre Krümmungen

Durch sie treten die Rückenmarksnerven (Spinalnerven) aus. Die Dornfortsätze und Querfortsätze sind Ansatzpunkte (Angriffspunkte, Hebel) für Muskeln. Bei Muskelverspannungen werden sie als besonders schmerzhaft empfunden.

Die Wirbelgelenke

Die oben und unten gelegenen Gelenkfortsätze bilden mit denen des benachbarten Wirbels ein Wirbelgelenk, durch das die einzelnen Wirbel beweglich miteinander verbunden sind. Die Gelenkkapseln der Wirbelgelenke sind mit vielen feinen Nervenenden ausgestattet, darunter auch Schmerzfasern, woher viele Wirbelsäulenbeschwerden resultieren.

Die Wirbelsäule, die auch als unser zentrales Achsenorgan bezeichnet wird, trägt den Kopf, stabilisiert die aufrechte Haltung, lässt Bewegungen in alle Richtungen zu und schützt das Rückenmark. Sie ist von Natur aus sehr flexibel, kann aber aufgrund von Alterung, Abnutzung, Schädigung und Fehlhaltung an Beweglichkeit verlieren.

Die Bandscheiben

Jeweils zwischen zwei Wirbelkörpern, mit Ausnahme der ersten beiden Halswirbel, liegt eine Bandscheibe, die auf die benachbarten Wirbelkörper eine stoßdämpfende Wirkung ausübt. Für eine gesunde Wirbelsäule sind gesunde Bandscheiben wichtig.

Ihr zwiebelartig angelegter Faserring besteht aus Kollagenfasern. Diese können Wasser binden und aufquellen; dadurch werden die Wirbelkörper auf Abstand gehalten. In der Mitte liegt der Gallertkern, welcher einen hohen Wassergehalt aufweist, der allerdings mit den Jahren abnimmt. Er verteilt den Belastungsdruck

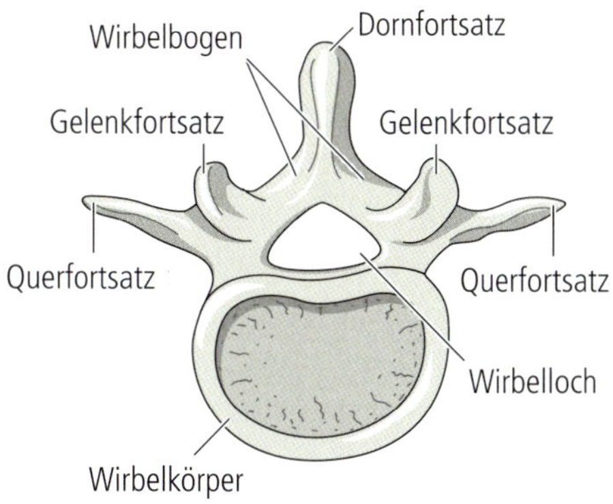

Aufbau eines Wirbelkörpers

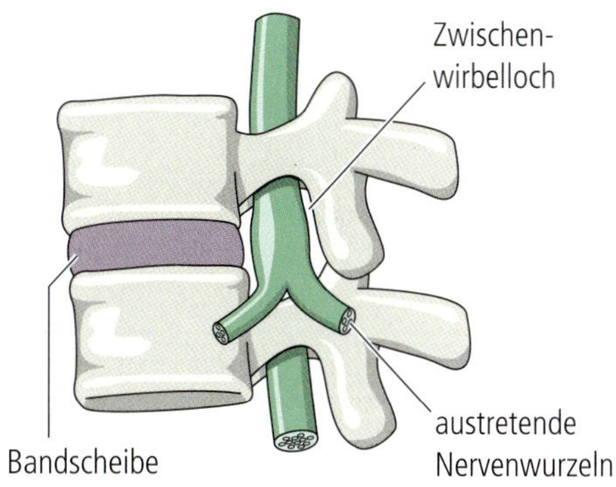

Zwei Wirbelkörper mit dem Wirbelbogen, dem Rückenmark und den austretenden Nervenwurzeln

gleichmäßig auf die Bandscheibe und hat die Funktion eines Kugellagers.

Der Zusammenhang von Stoffwechsel und Bewegung

Viele Schäden an den Bandscheiben entstehen durch örtliche Stoffwechselstörungen. In diesem Zusammenhang ist wichtig zu wissen: Die Bandscheibe lebt von der Bewegung. Sie enthält keine Blutgefäße, sondern wird durch Diffusion ernährt, also aufgrund von Druck und Druckentlastung (Pump- und Saugmechanismus). Je statischer, bewegungsloser und haltungsgleicher wir sitzen oder stehen, umso ungünstiger ist dies für die empfindliche Bandscheibe. Gegenbewegungen oder andersartige Bewegungen, die nicht immer auf die gewohnt gleiche Art und Weise ablaufen, werden notwendig.

Deshalb ist auch für das Wohlergehen dieser Wirbelsäulenteile eine gezielte Gymnastik mit Bewegungen und Übungen sinnvoll, die Sie im Alltag sonst nicht ausführen.

Belastung der Bandscheiben

Die Bandscheiben enthalten jede Menge Flüssigkeit und werden durch den Wechsel von Be- und Entlastung von Abfallstoffen befreit und mit Nährstoffen versorgt. Dies hält sie elastisch und in einem guten Zustand. Wenn man den ganzen Tag steht oder sitzt, werden die »Stoßdämpfer« zwischen den Wirbelkörpern kaum ernährt, weil ständig Druck auf ihnen lastet. Über Jahre hinweg werden sie regelrecht ausgedrückt. Ab und zu eine Entlastung durch Anlehnen, Abstützen oder Liegen tut gut, ebenso Dehnen und Lockern sowie Spannungs- und Entspannungsübungen.

Für die Halsbandscheiben ist eine dauernd vorgebeugte oder auch in den Nacken verlagerte Kopfhaltung schädlich. Beim Hohlkreuz und der vorgeschobenen Halswirbelsäule werden sie vermehrt hinten zusammengepresst. Der Gallertkern verformt sich nach vorn und kann in den Rückenmarkskanal drücken und austretende Nerven bedrängen.

Grundsätzlich gilt: Im Lot sitzen, stehen oder gehen bedeutet für Bandscheibe und Wirbelgelenke gleichmäßigen Druck, der sie nicht unnötig belastet.

Die Halswirbelsäule

Der oberste Wirbelsäulenabschnitt besteht aus sieben Wirbeln mit den dazugehörigen Bändern, Muskeln und Gelenken. Dieser Teil der Wirbelsäule ist am beweglichsten, was Risiken wie Störanfälligkeit und frühe Abnutzung in sich birgt.

Auffällig bei der Halswirbelsäule sind die beiden obersten Wirbelkörper, Atlas und Axis, die anders strukturiert sind als die anderen Halswirbel. Einmalig sind auch die Kopfgelenke, die fein abgestimmte Kopfbewegungen ermöglichen. Zwischen

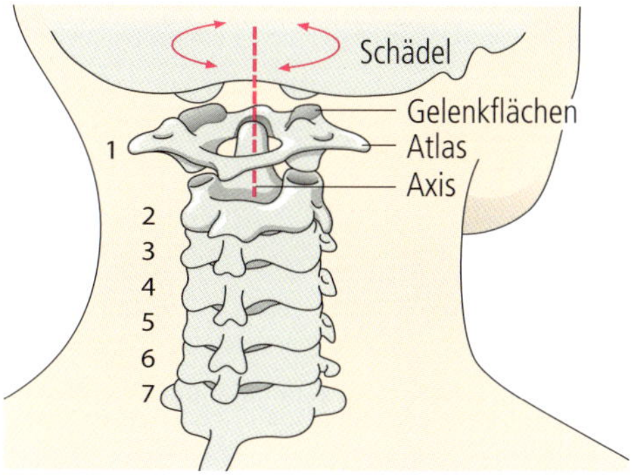

Die Halswirbelsäule mit voneinander abgehobenem ersten und zweiten Halswirbel: Das Zusammenspiel zwischen Hinterhaupt, Atlas und Axis ermöglicht die hohe Beweglichkeit des Kopfes.

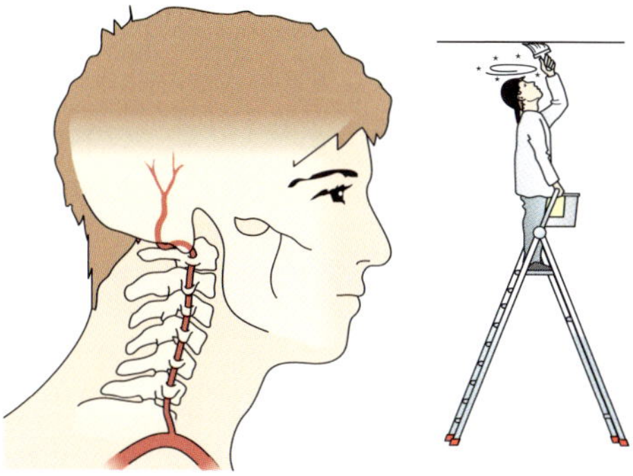

Verlauf der Halswirbelarterie durch die Querfortsätze der Wirbelkörper – bei Überkopfarbeiten wird auf sie erhöhter Druck ausgeübt und die Durchblutung beeinträchtigt.

ihnen liegt keine Bandscheibe. Die Bewegung des Kopfes wäre ansonsten schwerfälliger.

In den Querfortsätzen der Halswirbelkörper befinden sich Löcher, durch die sich rechts und links Wirbelarterien schlängeln, die das Gehirn mit frischem Sauerstoff versorgen. Im Wirbelkanal befindet sich das Rückenmark mit seinen Hunderttausenden von Nervenbündeln. Vom Wirbelkanal der Halswirbelsäule aus verlaufen Nervenbahnen, die mit elektrischen Leitungsbahnen vergleichbar sind, bis in die Arme und Hände. Störungen sowie Fehlhaltungen der Halswirbelsäule können sich deshalb auch auf Arme und Hände auswirken, beispielsweise durch Taubheit in den Fingern.

Kopfgelenke

Der Kopf kann in zwei Gelenken gegen die Halswirbelsäule bewegt werden. Durch die beiden obersten Halswirbel ist die Wirbelsäule mit dem Schädel gelenkig verbunden. Sie tragen die Hauptlast des Kopfes.

Der erste Halswirbel (Atlas) ist ein knöcherner Ring ohne Wirbelkörper und Dornfortsatz, aber mit zwei kräftigen Querfortsätzen, welche die Gelenkflächen für die Gelenkverbindungen mit dem Schädel und dem zweiten Halswirbel (Axis) tragen. Sie können bei manchen Menschen unterhalb des Warzenfortsatzes des Schläfenbeins erfühlt werden.

Auf den eiförmigen Gelenkflächen – den beiden Atlanto-okzipital-Gelenken –, die zwischen dem hinteren Schädelknochen Okziput und dem obersten Wirbel Atlas liegen, ruht der Kopf wie in einer »Knochenschale«. Am Hinterhauptbein befinden sich zwei Gelenkfortsätze, die exakt auf die Gelenkflächen des Atlas passen.

Sie gleichen ein wenig den Kufen eines Schaukelstuhls und bilden zusammen ein Eigelenk. In diesem Gelenk, in dem eine kleine Gleit-Nick-Bewegung stattfindet, lässt sich der Kopf etwa zehn Grad nach vorn und hinten schaukeln, ohne dass sich der Hals mitbewegt. Der Atlas wird auch als »Nicker« bezeichnet.

Der zweite Halswirbel besitzt einen kräftigen Körper, an dessen oberem Ende sich ein kräftiger knöcherner Zahn (*Dens axis*) erhebt. Dieser stellt das Zentrum der Bewegung zwischen Atlas und Axis dar. Er führt den Atlas seitlich, sodass sich beim Wenden des Kopfes der Ring des Atlas um den Zahnfortsatz des Axis dreht.

Die Bewegung der Halswirbelsäule ist in den oberen und unteren Kopfgelenken möglich:

- Im oberen Kopfgelenk zwischen Atlas und Hinterhauptbein erfolgt die Bewegung in einer Querachse als Nickbewegung.
- Im unteren Kopfgelenk dreht sich der Atlas mit dem auf ihm sitzenden Schädel um den Zahnfortsatz des Axis. Hier sind Drehungen des Kopfes um die Längsachse möglich.

Die Beuge- und Streckbewegung findet im oberen Kopfgelenk statt. Verbleibt der Hals in einer dauernden Überstreckung, werden im hinteren Teil auch die Gelenkflächen einseitig überlastet und abgenutzt. Die Druckverhältnisse in den Wirbelgelenken verändern sich und sind nicht mehr optimal.

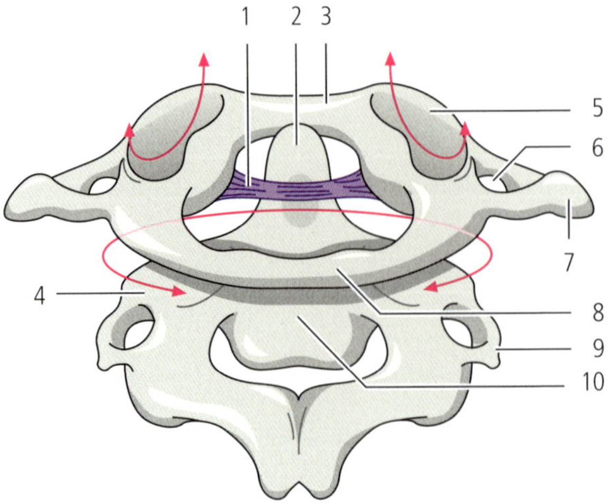

Atlas und Axis, hier voneinander abgehoben

1: Querband des Atlas, das verhindert, dass sich der Zapfen in Richtung Rückenmark verschiebt
2: Zapfen bzw. Zahnfortsatz des Axis
3: Vorderer Atlasbogen
4: Gelenkfläche zwischen erstem und zweitem Halswirbel
5: Gelenkfläche zwischen Atlas und Hinterhauptfortsatz
6: Loch für die Wirbelarterie
7: Querfortsatz des Atlas
8: Hinterer Atlasbogen
9: Querfortsatz des Axis
10: Wirbelkörper des Axis

Rückenmark und Rückenmarksnerven

Als Rückenmark wird das Nervengewebe bezeichnet, das im Wirbelkanal liegt. Es ist Teil unseres zentralen Nervensystems, weist eine Länge von 40 bis 50 Zentimetern auf, reicht unten etwa bis zum ersten Lendenwirbel und geht etwa am oberen Rand des Atlaswirbels im Bereich des großen Hinterhauptlochs in das verlängerte Mark des Gehirns über. Im Ganzen treten 31 bis 32 Rückenmarksnerven (Spinalnerven) paarweise auf, die den Wirbelkanal seitlich durch die Zwischenwirbellöcher verlassen.

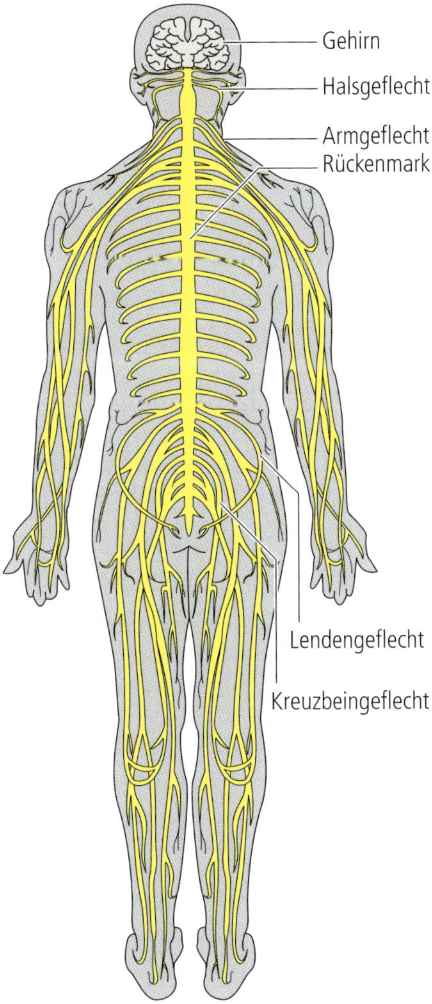

Der Verlauf des Rückenmarks und der Rückenmarksnerven

Das Rückenmark steht in unmittelbarer Verbindung mit dem Gehirn und kann als Leitungs- und Schaltstelle für die Nerven bezeichnet werden, die von bestimmten Organen, Muskeln und Geweben ein- und austreten. Vom unteren Halsteil des Rückenmarks werden Nervenfortsätze – das Armgeflecht – zu den Muskeln der oberen Gliedmaßen geschickt.

Beeinträchtigung von Nerven

Die Durchblutung der Spinalnerven ist von großer Wichtigkeit für die Funktionsfähigkeit der Strukturen, die sie versorgen. So kann die Schutz bietende Wirbelsäule auch zum Problem werden, wenn diese selbst erkrankt, abgenutzt wird, sich verformt oder Bandscheibengewebe austritt.

Auch überanstrengte, entzündete, verkrampfte Muskel- und Faszienschichten können auf einen Nerv drücken und Schmerzen herbeiführen. Es kann zu Störungen von Gefühls-, Druck- oder Temperaturempfindungen kommen; Kribbeln in den Fingern, aber auch Lähmungserscheinungen treten auf.

Rückenmarksnerven im Halswirbelsäulenbereich

Wenn der Kopf andauernd vorgebeugt oder schräg zu einer Seite gehalten wird, zum Beispiel bei einer Skoliose oder bei einseitiger Arbeitsweise, kann dies zu einer Degeneration und Schwächung einer oder mehrerer Bandscheiben im Halswirbelsäulenbereich führen. Die Bandscheibe wird dauernd einseitig zusammengepresst, trocknet aus und wird spröde und rissig. Bei Bewegungen verlagert sich der Kern etwas – beugt man sich beispielsweise nach vorn, wandert er nach hinten. Ist das Bandscheibengewebe spröde und unelastisch geworden, kann es in den Rückenmarkskanal oder seitlich in Richtung Zwischenwirbelloch wandern und dabei auf das Rückenmark oder austretende Nervenwurzeln drücken.

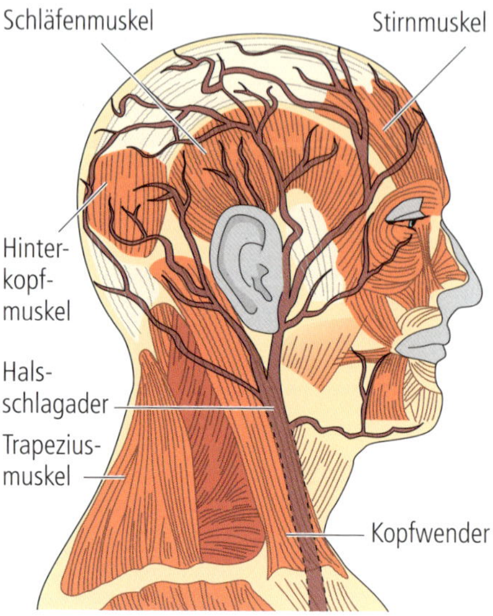

Die Halsschlagader

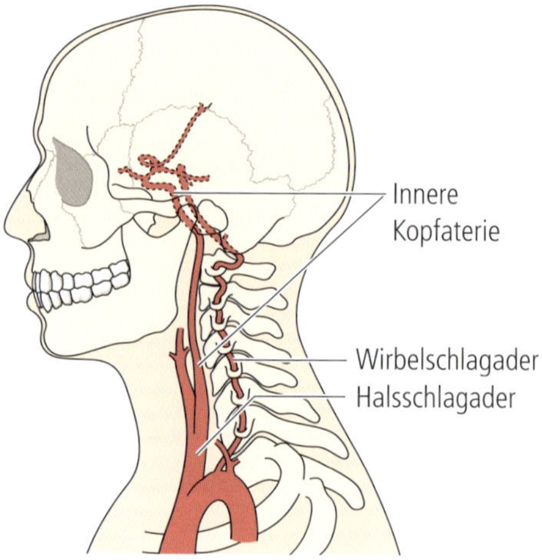

Wirbelschlagader und Halsschlagader

Wenn die Störung im unteren Halsbereich auftritt, können Schmerzen von der Schulter über den Arm bis in die Hand ausstrahlen, oder es macht sich ein Taubheitsgefühl bis hin zu Lähmungserscheinungen in den Fingern bemerkbar. Störungen weiter oben haben häufig Schwindelgefühl und Kopfschmerzen oder sogar Migräne zur Folge.

Arterien des Kopfes und der Halswirbelsäule

Durch die Halswirbelsäule ziehen sich wichtige Arterien zum Kopf hinauf. Das Blut, das durch sie fließt, sorgt für ausreichend Sauerstoff im Gehirn. Auch das Zentralnervensystem ist außerordentlich abhängig von genügend Sauerstoff und leidet bei mangelnder Versorgung.

Das Gehirn wird von zwei Arterien versorgt, die beide paarweise angelegt sind:

- Innere Kopfschlagader und Halsschlagader
- Wirbelschlagader

Die Durchblutung wird gehemmt

Die gemeinsame Kopfschlagader, die auch als Halsschlagader bezeichnet wird, verläuft am vorderen Rand des Kopfwenders nach oben. Sie wird hinten von der Halswirbelsäule und vorn von der Luftröhre und dem Kehlkopf eingeschlossen. Sie sorgt für die Sauerstoffversorgung der Gesichts-, Kopf- und Nackenpartie. Bei langfristig angespannten Muskeln werden die Blutgefäße zusammengedrückt; dadurch wird die Sauerstoffzufuhr gedrosselt und es kann zu Spannungskopfschmerzen oder Gesichtsschmerzen kommen.

Äußere und innere Kopfarterie

In Höhe des Schildknorpels teilt sich die gemeinsame Kopfschlagader auf in eine äußere und innere Kopfarterie. Die äußere Kopfarterie oder Gesichtsschlagader versorgt hauptsächlich Gesicht, Kaumuskeln, Zunge, Schlund, Kehlkopf, Schilddrüse und Nacken mit Blut. Die innere Kopfarterie oder Gehirnschlagader zieht sich in das Innere der Schädelhöhle, um dort die Augenpartie und zusammen mit der Wirbelarterie die einzelnen Gehirnabschnitte mit sauerstoffreichem Blut zu versorgen.

Wichtig – die gerade Kopfhaltung

Die Wirbelschlagader verläuft ab dem sechsten Halswirbel durch die Löcher der Querfortsätze nach oben und führt in das Gehirn, wo sie das Kleinhirn beziehungsweise den hinteren Gehirnanteil mit Blut versorgt. Die Halsschlagader, die im Bereich des kräftigen Kopfwenders und anderer kleiner Muskeln liegt, wird nicht nur durch dauernd angespannte Muskeln, sondern auch durch eine schlechte Kopfhaltung beeinträchtigt.

Die Wirbelschlagader dagegen ist hauptsächlich von der Stellung der Halswirbelkörper abhängig. Wird die Halswirbelsäule gut aufgerichtet gehalten, hat die Arterie genügend Platz. Wird sie häufig schief gehalten, werden die Blutgefäße auf einer Seite zusammengedrückt. Knochenabnutzungen und degenerative Veränderungen, zum Beispiel Randzackenbildungen, können problematisch werden.

Die Muskulatur des Halses

Bewegungen von Kopf und Hals können durch alle Muskeln hervorgerufen werden, die über die Kopf- und Halsgelenke hinwegziehen. Die Halsmuskeln sind aber auch beim Kauen und Schlucken sowie an der Kehlkopfbewegung beteiligt. Ein Problem besteht darin, dass diese wichtigen kleinen, tief liegenden Muskeln kaum spürbar sind und wahrgenommen werden, wenn man sie sich nicht bewusst macht. Im Übungsteil finden Sie entsprechende Übungen.

Tiefe Halsmuskulatur: Beugung des Kopfes und der Halswirbelsäule nach vorn

Für die Beugung des Kopfes ist die tiefe oder prävertebrale (vor der Wirbelsäule liegende) Muskulatur zuständig, die unmittelbar vor der Halswirbelsäule und dem Atlas verläuft.

- **Langer Halsmuskel:** Er verläuft auf der Vorderseite der Wirbelsäule zwischen Atlas und dem dritten Brustwirbel.

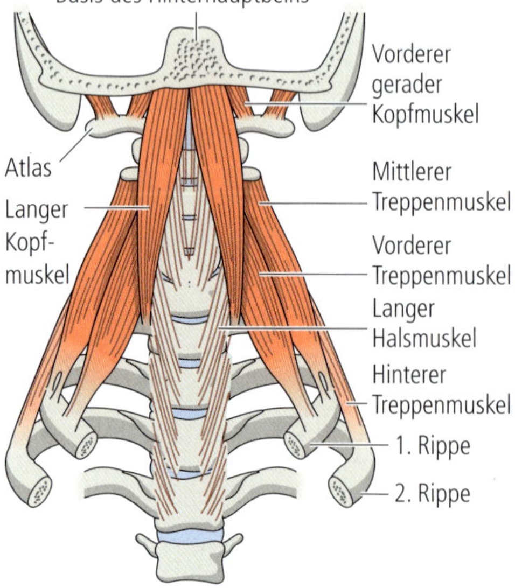

Tiefe oder prävertebrale Muskulatur mit der Gruppe der Treppenmuskeln von vorn

- **Langer Kopfmuskel:** Er liegt unmittelbar vor der Wirbelsäule zwischen dem sechsten Halswirbel und dem Hinterhauptbein.
- **Vorderer gerader Kopfmuskel:** Der kurze, flache Muskel liegt vor dem ersten Kopfgelenk und verläuft vom Querfortsatz des Atlas zum Hinterhauptbein.

Die obere Halswirbelsäule wird von den vorderen geraden Kopfmuskeln im oberen Kopfgelenk gebeugt. In den nachfolgenden Gelenken sorgen die langen Hals- und Kopfmuskeln für die Beugung. Außerdem bewirken sie durch einseitige Kontraktion eine Seitneigung im Kopfgelenk und der Halswirbelsäule. Der unmittelbar vor der Wirbelsäule liegende lange Kopfmuskel ist für die Statik der Halswirbelsäule sehr wichtig. Bei gleichzeitiger Kontraktion der vorderen Hals- und hinteren Nackenmuskeln wird diese in ihrer Mittelstellung fixiert. Bei einseitiger Kontraktion eines Halsmuskels wird der Hals zu dieser Seite hin geneigt.

Auch die Rippenhalter- oder Treppenmuskeln beugen den Kopf zur Seite, wenn sie einseitig angespannt werden. Da sie an den Querfortsätzen der Halswirbelkörper entspringen und zu den ersten beiden Rippen ziehen, können sie bei festgestellter Halswirbelsäule die beiden oberen Rippen heben und fungieren somit als Einatemmuskeln.

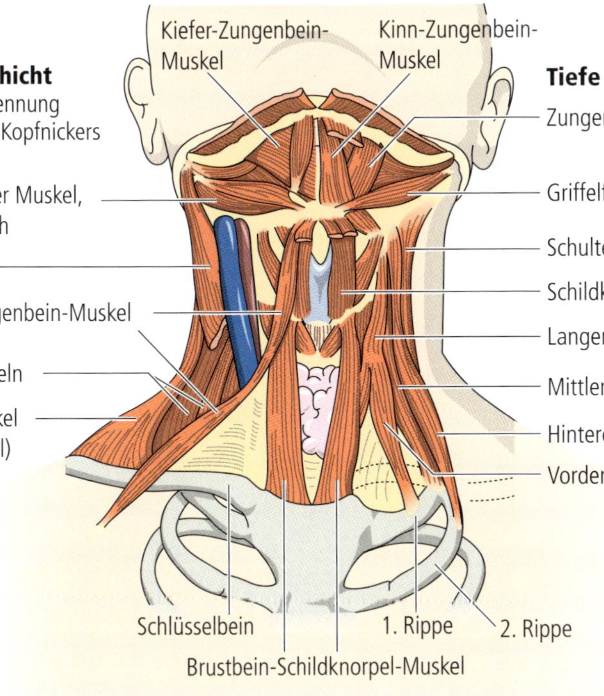

Vordere Hals- und Zungenbeinmuskeln

Die Treppenmuskeln sind zwar am Beugevorgang der Halswirbelsäule beteiligt, verstärken aber die Halslordose, wenn sie nicht vom langen Halsmuskel fixiert ist.

Die unteren Zungenbeinmuskeln üben dagegen eine beugende Wirkung auf Kopf und Halswirbelsäule aus, während sie gleichzeitig die Halslordose reduzieren. Somit sind auch sie für die Statik der Halswirbelsäule bedeutsam.

Die Muskeln der vorderen Hals- und der hinteren Nackenmuskulatur wirken als Verspannungszüge und arbeiten als Team bei der Stabilisierung und Zentrierung der Kopfhaltung. Verständlicherweise stimmt das Gleichgewicht zwischen beiden nicht mehr, wenn eine Muskelseite zu schwach oder verkürzt ist. Beim Zusammenspiel der vorderen Hals- und hinteren Nackenmuskulatur gilt die Regel: Zuerst hinten loslassen (Nackenmuskeln), dann vorn aktivieren (Halsmuskeln).

Tiefe Nackenmuskulatur: Rückbeugung des Kopfes und der Halswirbelsäule

An der Beugung des Kopfes nach hinten ist die Nackenmuskulatur beteiligt, die aus vier übereinanderliegenden Schichten besteht.

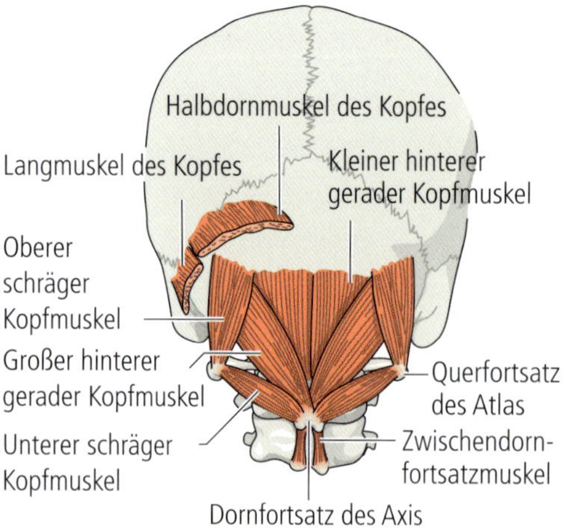

Tiefe Nackenmuskeln

Die kurzen Nackenmuskeln (Kopfgelenkmuskulatur)

Diese tiefe Muskelschicht, die unmittelbar auf den Skelettelementen aufliegt, verknüpft Hinterhaupt, Atlas und Axis miteinander. Die kleinen, kurzen, tiefliegenden Nackenmuskeln sind die Gegenspieler der tiefen Halsmuskeln und wirken direkt auf die Kopfgelenke ein. Sie haben eine ganz entscheidende Bedeutung für die Balance des Kopfes und die Feinabstimmung der Bewegungen.

Allerdings sind die kleinen Nackenmuskeln mitsamt dem Fasziengewebe in diesem Bereich bei den meisten Menschen durch eine ungünstige Kopfhaltung oder durch ständig unnötig hochgezogene Schultern verspannt und verkürzt. In dieser verkrampften Muskulatur und dem verklebten Fasziengewebe ist natürlich auch die Blutversorgung gestört, und die Muskeln können nur ungenügend mit frischem, sauerstoffreichem Blut versorgt werden. Abfallstoffe lagern sich andererseits leicht an und können nicht abtransportiert werden. Die verkrampften Muskeln und das verklebte, harte Fasziengewebe fühlen sich oft sehr schmerzhaft an, was dazu führt, dass man sie noch weniger bewegt. Dadurch entsteht ein Teufelskreis. Die kurzen Nackenmuskeln sind für die Streckung, Drehung, Neigung sowie in geringem Umfang für die Beugung der Halswirbelsäule beziehungsweise des Kopfes zuständig. Sie können den Kopf nach vorn kippen, nach hinten legen, bei einseitiger Kontraktion wenig zur Seite beugen oder drehen.

Zu den tiefen kurzen Nackenmuskeln zählen:

- Kleiner hinterer gerader Kopfmuskel
- Großer hinterer gerader Kopfmuskel
- Oberer schräger Kopfmuskel
- Unterer schräger Kopfmuskel

Faustregel für eine aufrechte Kopfhaltung

Um Schmerzen und Verspannungen in den kleinen Nackenmuskeln vorzubeugen, empfiehlt es sich, den Kopf im Alltag so oft wie möglich aufrecht zu halten, mit der Vorstellung, dass er wie ein Luftballon zum Himmel schwebt: Kinn zurück, Nacken lang, Schultern tief.

Der zervikale Teil des Rückenstreckers

Das transversospinale System der autochtonen Rückenmuskulatur (diese liegt der Wirbelsäule direkt auf und befindet sich »in der Tiefe«) wirkt als Teil des Rückenstreckers, der einen langen Muskelzug rechts und links der Wirbelsäule bildet. Er beginnt am Axis, seine weiterlaufenden Muskelbündel führen bis zum Kreuzbein. Die zahlreichen größeren und kleineren Muskeln, die zum Rückenstrecker gehören, verspannen die Wirbelsäule als Ganzes und in ihren einzelnen Teilen, indem sie an den Dorn- und Querfortsätzen ansetzen und den Platz dazwischen ausfüllen (siehe Abbildung rechts).

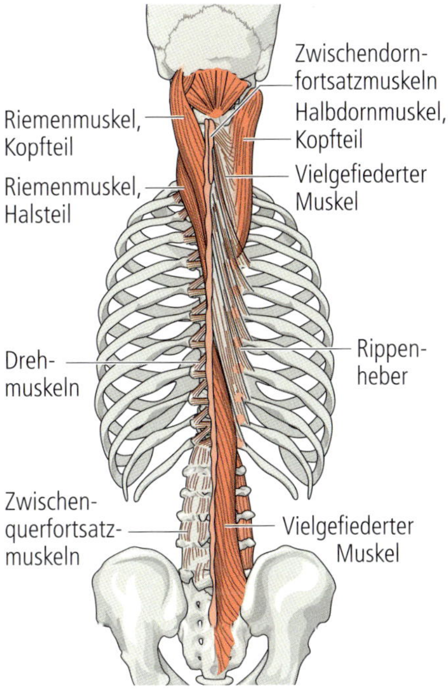

Tiefe Schicht der Rückenstreckmuskeln

Der zervikale – also obere – Teil dieses Muskelsystems wirkt auf die Halswirbelsäule lordosierend, streckend oder, einseitig angespannt, drehend.

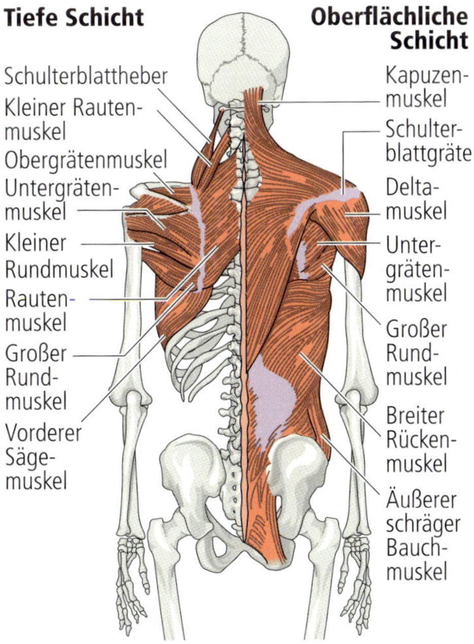

Muskeln des Schultergürtels

Zum tiefen Trakt des Rückenstreckers gehören:

- Die Drehmuskeln
- Die vielgeteilten beziehungsweise vielgefiederten Muskeln
- Der Halbdornmuskel (paarweise)

Während in den tiefen medialen Schichten die Muskeln nur von Segment zu Segment verlaufen, werden sie im lateralen – seitlich der Wirbelsäule befindlichen – Teil länger. Er liegt mehr an der Oberfläche als der mediale Teil. Im Bereich der Hals- und Lendenlordose befinden sich die kräftigsten Muskelmassen. Zum lateralen Strang dieser Muskelschicht, der etwas oberflächlicher und seitlich liegt, gehören ausschließlich lange Muskelzüge:

- Langmuskel des Nackens und des Kopfes
- Darmbein-Rippen-Muskel (Nackenteil)
- Riemenmuskel (Halsteil, Kopfteil)

Während die Muskeln eine wichtige Haltefunktion für die Wirbelsäule ausüben und für ihre Aufrichtung im oberen Bereich mitverantwortlich sind, können sie auch den gebeugten Kopf anheben, die Halswirbelsäule nach hinten neigen; bei einseitiger Kontraktion wirken die Riemenmuskeln bei der Kopfdrehung mit.

Oberflächliche und mittlere Schicht der Nacken- und Schultermuskulatur

Die oberflächliche Schicht steht vor allem im Dienst der oberen Extremitäten. Sie ist für die Bewegung der Arme und Schultern verantwortlich. Diese Muskeln verbinden auch Kopf, Schultern und Arme und stabilisieren ihr Zusammenspiel. Manche Muskeln verlaufen vom Kopf, vom Hals- und von der Brustwirbelsäule zum Schulterblatt, heben den Schultergürtel, ziehen die Schulterblätter zusammen und stabilisieren die Halswirbelsäule. Deshalb ist auch ihnen eine wichtige Bedeutung beizumessen. Trapezmuskel und Schulterblattheber verbinden Kopf und Halswirbelsäule mit dem Schulterblatt. Sind diese Muskeln schwach und verspannt – was oft der Fall ist –, sind Nackenschmerzen nicht weit. Das Schulterblatt liegt wie eine knöcherne Insel auf dem Brustkorb und wird nur durch Muskeln an seinem Platz gehalten.

Schulterblattheber

Er verbindet die Halswirbelsäule mit dem Schulterblatt, liegt dem Riemenmuskel ein Stück weit auf und wird zum größten Teil vom Kapuzenmuskel bedeckt. Er hat seinen Ursprung an den Querfortsätzen der ersten vier Halswirbelkörper und setzt am oberen inneren Schulterblattwinkel an. Mit seiner kräftigsten Muskelzacke greift er den Querfortsatz des Atlas von vorn. Dies kann problematische Folgen haben. Wenn er einseitig angespannt wird, zum Beispiel bei einem Schulterhochstand, zieht er den Atlas nach hinten unten und dreht ihn dabei. Dies erzeugt häufig Halbseitenkopfschmerzen. Der Schulterblattheber unterstützt den Kapuzenmuskel. Bei fixierter Halswirbelsäule hebt er Schulterblatt und Schultern nach vorn oben. Ist dagegen das Schulterblatt fixiert, neigt er bei einseitiger Kontraktion den Hals zur selben Seite oder wirkt bei beidseitiger Anspannung auf die Halswirbelsäule streckend und hyperlordosierend.

Vorhängende Schultern haben immer zur Folge, dass der Schulterblattheber seinen Ursprung am Schulterblattwinkel statt an

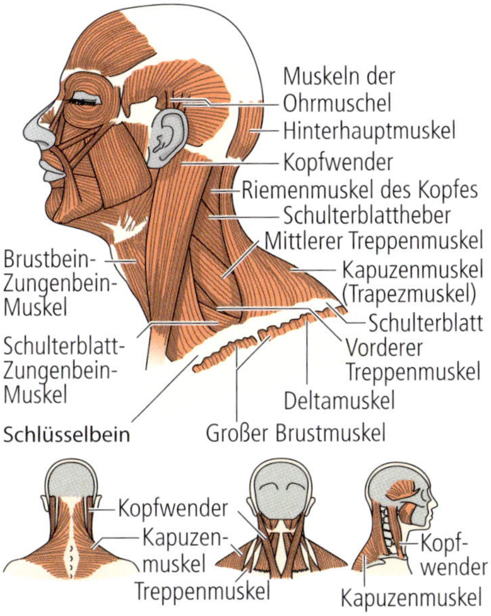

Kapuzenmuskel und Kopfwender

den Halswirbeln hat. Bernd Reinhardt schreibt dazu in seinem Buch *Die große Rückenschule* auf Seite 71: »Dies hat zur Folge, dass dieser Muskel sich verkürzt und verspannt und durch seine Verkürzung die ersten vier Halswirbelkörper rotiert, auf jeden Fall in eine Fehlstellung bringt, was nun wiederum zu Störungen im Bereich der Kopfgelenke mit den entsprechenden Symptomen führt.« Eine vorgebeugte, krumme Haltung führt immer zu einer erhöhten Muskelaktivität des Schulterblatthebers sowie des Trapezmuskels und auch des kleinen Brustmuskels.

Trapez- oder Kapuzenmuskel

Er verbindet das Hinterhaupt mit dem Schultergürtel und wirkt auf Schultergürtel und Schulterblatt. Wegen seiner Lage im Nackenbereich wird er Kapuzenmuskel genannt. Die untere seitliche Halskontur wird von Teilen dieses Muskels entscheidend geprägt. Der Kapuzen- oder Trapezmuskel entspringt breitbasig am Hinterhauptbein sowie an den Dornfortsätzen aller zwölf Brustwirbel und zieht zum äußersten Ende des Schlüsselbeins, zur Schulterhöhe und zur Schulterblattgräte.

Er untergliedert sich in drei funktionell verschiedene Teile, und zwar eine absteigende, quer verlaufende und aufsteigende Partie. Die sogenannte absteigende Partie, das ist der obere Teil des Trapezmuskels, der im Bereich des Nackens liegt, hebt die Schultern. Dabei erfährt sie vom Schulterblattheber und dem Rautenmuskel, den er überdeckt, Unterstützung. Der mittlere, quer verlaufende Teil des Trapezmuskels zieht beide Schulterblätter zur Wirbelsäule hin zusammen. Der absteigende untere Teil senkt die Schultern gemeinsam mit dem kleinen Brustmuskel.

Wird der Schultergürtel festgehalten, wirkt er auf Halswirbelsäule und Kopf zurückziehend, lordosierend. Werden gleichzeitig die vorderen Halsmuskeln angespannt, wirkt er, genau wie der Schulterblattheber, wie ein Spannseil, das die Halswirbelsäule stabilisiert: Vergleicht man die Wirbelsäule mit dem Mast eines Schiffes, stellen die Rückenmuskeln, und dazu gehören auch die Nackenmuskeln, die Spannzüge dar, die den Mast im Lot halten.

Rautenmuskeln

Gemeinsam mit dem mittleren Teil des Trapezmuskels sind sie die »Schulterblattrückzieher« und fixieren diese am Brustkorb. Sie übernehmen somit in unserer überwiegend sitzenden Lebensweise eine höchst wichtige Aufgabe. Da sie oft geschwächt sind, entstehen die sogenannten »Flügelchen«, also abstehende Schulterblätter. Ihre Kräftigung ist äußerst wichtig. Der Rautenmuskel entspringt an den Dornfortsätzen des ersten bis vierten Brustwirbels und setzt am rückenseitigen Rand des Schulterblatts an.

Kopfwender

Er gehört eigentlich zur oberflächlichen Muskulatur der Halsvorderseite und ist der auffallende, dicke Muskel an der Seite. Umgangssprachlich wird er auch »Kopfnicker » genannt. Er wird nur vom Halshautmuskel überlagert. In seiner Funktion arbeitet er aber mit der Nackenmuskulatur zusammen. Diese und die beiden Kopfwender sorgen dafür, dass der Kopf auf der Wirbelsäule exakt ausbalanciert und im labilen Gleichgewicht gehalten wird.

Der Kopfwender verbindet den Schädel mit dem vorderen Teil des Schultergürtels und des Brustbeins. Es handelt sich um einen zweiköpfigen Muskel, der mit einem Ansatz am Brustbein, mit dem anderen am Schlüsselbein entspringt und schräg über den Hals nach oben und hinten zieht, bis zum Warzenfortsatz des Schläfenbeins. Bei einseitiger Kontraktion des Kopfwenders beugt er die Halswirbelsäule zur Seite oder dreht den Kopf nach der entgegengesetzten Seite.

Bei gleichzeitiger Kontraktion ziehen beide Muskeln an ihrem Ansatzpunkt am Hinterhaupt und bewirken, dass der Kopf angehoben oder nach hinten gekippt wird. Wird die Halslordose durch andere Muskeln aufgehoben oder verhindert, können beide Kopfwender eine Beugung der Halswirbelsäule bewirken.

Muskuläres Gleichgewicht im Hals- und Nackenbereich

Die Haltemuskeln haben die Aufgabe, unser Skelett aufrecht zu halten. Auch im Hals- und Nackenbereich gibt es viele verschiedene Muskeln, die den Hals stabilisieren, sodass der Kopf aufrecht, aber auch gelöst – nicht abgeknickt oder starr – im Gleichgewicht auf der Wirbelsäule ruhen kann.

Zwischen den vorderen Beuge- und den hinteren Streckmuskeln besteht ein erheblicher Kräfteunterschied, der das Zurückziehen des Kopfes begünstigt. Außerdem müssen die hinteren Muskeln den Kopf vor einem Fall nach vorn bewahren und sind im normalen Alltag in vorgebeugter Stellung überfordert.

Die kleinen Nackenmuskeln sind besonders anfällig für Verspannungen und Ver-

So stabilisieren Sie die Halswirbelsäule

Die vorderen Halsmuskeln sind die Stützmuskeln des Kopfes und benötigen Kräftigung, ebenso wie der Schulter- und Nackenbereich. Durch die typische ungünstige Kopffehlhaltung – Kopf vorgebeugt und im Nacken – sind die kleinen Nackenmuskeln fast immer verkürzt und verspannt. Deshalb heißt die Regel: Zuerst hinten lösen, weit machen, Länge entstehen lassen, Muskelfasern verlängern, dann die Hals-Beugemuskeln und die Schulterblattmuskeln kräftigen.

Um Muskelverspannungen in den Griff zu bekommen, empfiehlt es sich
- die Körperwahrnehmung zu schulen, um eine ungünstige Kopfhaltung von einer günstigen unterscheiden zu lernen und Dauerkontraktionen zu verhindern.
- die Muskulatur zu dehnen, um Verkrampfungen zu lösen und das Blut im angespannten Gewebe wieder zum Fließen zu bringen.
- schwache Muskeln zu kräftigen, um die Halswirbelsäule zu stabilisieren.

kürzungen, da sie durch eine ungünstige Kopfhaltung im Alltag oft gnadenlos überlastet werden. Schmerzen sind fast immer dort zu beklagen, wo die Muskeln am Schädel ansetzen. Überhaupt sind die Ansatzpunkte der Muskeln für schmerzhafte und chronische Verspannungen am anfälligsten.

Je länger wir in einer einseitigen Körperhaltung bleiben – etwa vor dem Schreibtisch, am Computer, über dem Patienten oder an einer Maschine –, umso länger bleiben auch bestimmte Muskeln angespannt; bei vorgebeugter Kopfhaltung eben die Nackenmuskeln. Sie verkürzen sich und verhärten allmählich immer mehr. Es bilden sich Muskelknötchen, sogenannte Myogelosen und Triggerpunkte. Muskelverspannungen sind die häufigste Ursache für Rückenschmerzen, die sehr hartnäckig sein können. Die Nacken- und Halsmuskeln können mit den Halteseilen einer Fahnenstange verglichen werden – sind sie nicht im Gleichgewicht und ist eins verkürzt oder deutlich schwächer, wird die Stange in eine Richtung umgebogen.

Im Fall einer verkürzten Nackenmuskulatur wird die Halswirbelsäule nach vorn gezogen; ist ein seitlicher Halsmuskelstrang zu stramm, wird sie zu einer Seite gebogen. Das muskuläre Gleichgewicht ist dann völlig gestört, und der Kopf kann nicht frei »schwebend« ausbalanciert werden. Für die Balance des Kopfes ist das Zusammenspiel der kräftigen Kopfwender, der vorderen tiefen Halsmuskeln

(Beuger) und hinteren Nackenmuskulatur (Strecker) ausschlaggebend. In der verspannten Muskulatur ist zudem der Bluttransport gestört, denn sie wird kaum noch mit frischem, sauerstoffreichem Blut versorgt. Das in dem angespannten Gewebe festgehaltene Blut ist mit Kohlensäure übersäuert, die Stoffwechselschlacken werden ungenügend abtransportiert und sammeln sich in der Muskulatur an. Es entsteht ein Teufelskreis: Nackenschmerzen führen dazu, dass der Kopf noch steifer gehalten wird, wodurch die Anspannungen noch zunehmen.

Muskuläres Gleichgewicht im Schultergürtel

Balanceverschiebungen des Kopfes wirken sich generell auf die Hals- und Nackenregion, aber auch auf den ganzen Rücken und das Becken aus. Da die meisten Menschen eine Arbeitshaltung einnehmen, bei der mit den Armen nach vorn gearbeitet wird, sind nicht nur die Nacken-, sondern auch die Brustmuskeln verkürzt. Häufig werden dabei die Schultern unnötigerweise hochgezogen, wodurch sich die Schulterblattheber immer mehr verspannen und verkürzen.

Die Muskulatur, welche die Schulterblätter nach unten zieht, schwächt sich dagegen ab. Anstatt sich bei Armbewegungen nur aus dem Schultergelenk heraus zu bewegen, hat sich der Bewegungsablauf auf das Schulterblatt verschoben, obwohl

So kommen Sie ins Gleichgewicht

Als allgemeine Haltungsregel, die ein muskuläres Gleichgewicht in der Schulter-, Hals- und Nackenregion herstellt, gilt:

- Kinn zurück,
- Nacken lang,
- Schultern tief.

dies gar nicht erforderlich ist. Dadurch wird die Nackenmuskulatur (obere Trapezmuskulatur) fast bei jeder Hand- und Armbewegung aktiviert und kommt kaum noch zur Ruhe. Die eigentliche Armhebemuskulatur (Delta- und Obergrätenmuskulatur) dagegen lässt nach. Deshalb sollte man im Alltag bewusst darauf achten, wann und wie oft die Schultern unnötigerweise hochgezogen werden – etwa wenn man den Telefonhörer zum Ohr führt, eine Kaffeetasse zum Trinken anhebt oder etwas aus einem höheren Regal nimmt. Häufig ist das dauernde Anheben so zur Gewohnheit geworden, dass man es gar nicht mehr wahrnimmt und sich erst wieder bewusst machen muss.

Die Bedeutung der Arme für Halswirbelsäule und Nacken

Der Arm hängt am Schulterblatt. Genauer gesagt ist er über dem Schultergürtel, der aus Schlüsselbein (Clavicula) und Schul-

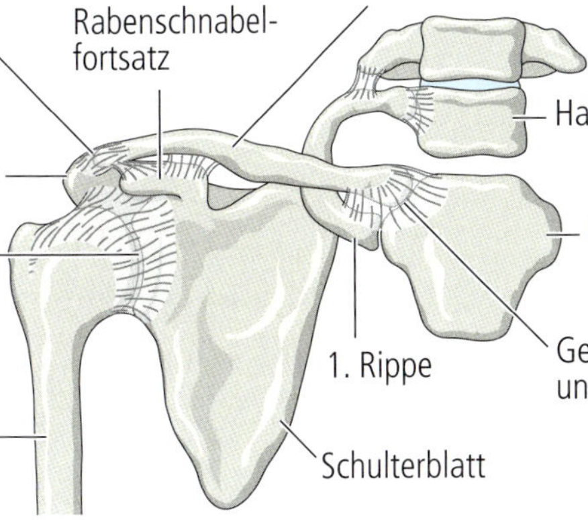

Die knöchernen Strukturen von Oberarm und Schulter

terblatt (Scapula) besteht, am Brustkorb aufgehängt.

Die Gelenke von Oberarm und Schulter

Das Oberarm-Schulterblattgelenk, das aus dem Oberarmknochenkopf und der Gelenkfläche am seitlichen Ende des Schulterblatts gebildet wird, ermöglicht dem Arm einen großen Bewegungsspielraum. Es stellt das beweglichste Gelenk des Körpers dar, denn es wird fast nur durch Muskulatur gesichert und kaum durch Knochen eingeschränkt.

Das Schulterblatt, ein dreieckiger Knochen, ist außen an der Schulterhöhe durch ein kleines Gelenk mit dem Schlüsselbein verbunden, das es einerseits begrenzt, aber andererseits seine Stabilität erhöht, denn das Schlüsselbein ist zur Körpermitte hin gelenkig mit dem Brustbein verbunden. Die Stabilität ist sehr wichtig für die Kraftüberleitung von den Armen auf den Brustkorb. Am idealsten gelingt die Kraftübertragung, wenn die Arme nicht vor dem Körper, sondern neben ihm hängen und die Schulter nicht hochgezogen wird. Die gelenkige Verbindung zwischen Schlüsselbein und Brustbein ist übrigens die einzige knöcherne Verbindung von der Schulter zum Rumpf. Hinten liegt das Schulterblatt dem Brustkorb auf. Dort »schwimmt« es sozusagen, wird nur von Muskeln am hinteren Teil des Brustkorbs

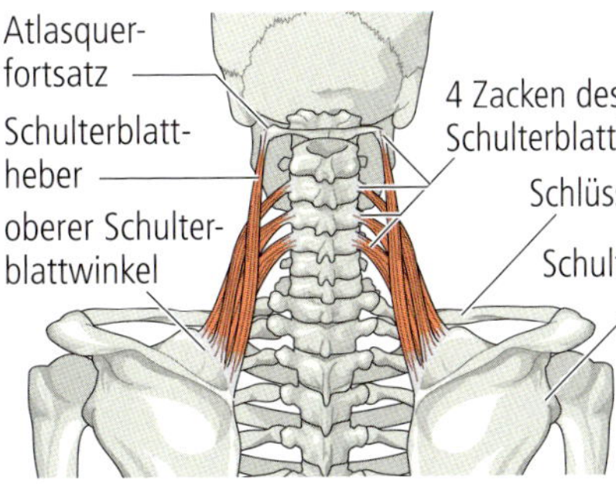

Die Muskelzüge des Schulterblatthebers und ihre Verbindung zur Halswirbelsäule

in Position gehalten und bewegt sich auf einer Gleitschicht über die Rippen.

Der Arm und das Schulterblatt haben viel mehr als man denkt mit der Halswirbelsäule und dem Nacken zu tun. Denn der Arm hängt am Schulterblatt und das Schulterblatt an Muskelzügen, die an der Halswirbelsäule und am Hinterkopf entspringen. Die Halswirbelsäule fungiert dabei wie der Pfeiler einer Hängebrücke. Alles, was wir mit den Armen tun und mit ihnen tragen, hängt somit auch an der Halswirbelsäule. Deshalb sollten wir im Alltag ganz besonders auf die Haltung der Arme und Schulterblätter achten.

Die verbindenden Muskeln

Werfen wir noch einmal einen kurzen Blick auf die beiden Muskeln, die Arm und Schulterblatt vor allem mit der Halswirbelsäule und dem Nacken verbinden:

- Der obere Trapezmuskel hält und kippt das Schulterblatt, um ein Anheben der Arme oberhalb der Horizontale zu ermöglichen. Er und auch der Schulterblattheber sind vor allem am Heben und an der Drehung des Schulterblatts beteiligt. Man bedenke, dass dieser große Muskel sich vom Hinterhaupt und den Dornfortsätzen der Halswirbel sowie Brustwirbel bis zum Schlüsselbein, dem Schulterdach und dem Schulterblatt erstreckt. Während sein oberer Teil meistens sehr verspannt ist, ist der mittlere, der das Schulterblatt zur Wirbelsäule hin zieht, zu schwach und muss aufgebaut werden, damit der Nacken entlastet wird.

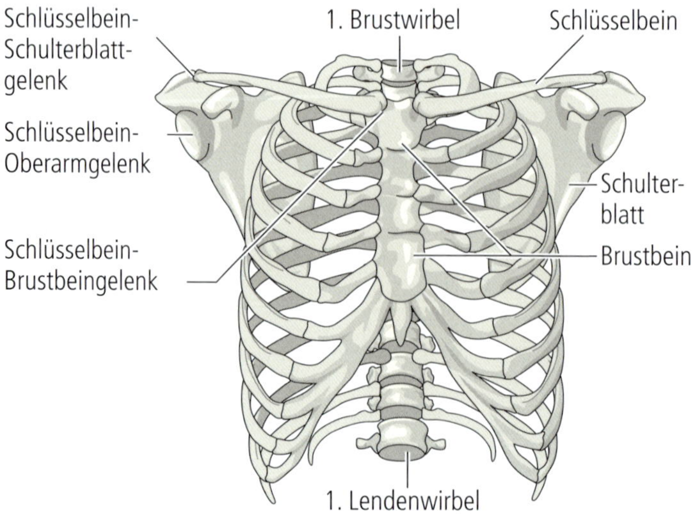

Die Verbindung von Brustkorb, Brustwirbeln und Schultergelenken

- Der Schulterblattheber verläuft von den ersten vier Halswirbeln nach schräg vorn bis zum oberen Schulterblattwinkel. Er kann die Schultern hochziehen, den Kopf in den Nacken ziehen und außerdem den Kopf drehen. Dauernd hochgezogene Schultern können Schmerzen verursachen.

Urzeitlicher Reflex

Beide Muskeln, der Trapezmuskel und der Schulterblattheber, sind übrigens sehr stressanfällig. Man hat herausgefunden, dass sich bei Stress und Anspannung zuallererst die Schultermuskeln anspannen. Da wir häufig in einer Daueranspannung leben, wenn auch nur durch sorgenvolle Gedanken, bleiben diese Muskeln meistens chronisch angespannt. Man führt dies auf die Urgeschichte des Menschen zurück. Geriet der Steinzeitmensch in Gefahr, spannten sich alle Flucht-, aber auch Schutzmuskeln reflexhaft an. Die Schulter- und Nackenmuskeln schützten den sehr empfindlichen Hals- und Kopfbereich und das Gehirn.

Wenn der Atlas in eine Fehlstellung gezogen wird

Diese beiden oben genannten Muskeln sind überlastet, wenn wir etwa mit nach vorn hängenden Schultern am Schreibtisch sitzen oder vor dem Küchentisch stehend herumhantieren und natürlich bei allen anderen Handlungen, die wir mit den Armen vor dem Körper verrichten. So gut wie immer schiebt man den Kopf dabei nach vorn oder in die Richtung, wo man mit den Händen arbeitet und wohin man schaut.

Allmählich und kontinuierlich verkürzen sich der Trapez- und Schulterblattheber-Muskel. Das Schlüsselbein verliert seine Beweglichkeit, die Brustmuskeln verkürzen sich ebenfalls. Die zu schwachen Rückenmuskeln werden mitsamt dem Schulterblatt hochgezogen.

Durch eine dauernde schlechte Alltagshaltung, die man meistens gar nicht mehr bewusst wahrnimmt, weil man sich daran gewöhnt hat, verspannen, verkürzen und verhärten sich die Schulter- und Nackensowie die vorderen Brustkorbmuskeln. Dadurch kann besonders der Schulterblattheber den Atlas in eine Fehlstellung ziehen. Infolge dessen und durch die verhärteten Muskeln wird mehr Druck auf Nerven und Arterien ausgeübt. Da der Nacken über besonders viele Rezeptoren verfügt, kann zudem der Gleichgewichtssinn gestört sein. Aber auch Schwindel, Kopfschmerzen und Tinnitus sind mögliche Folgen.

Falsches Anheben der Arme zieht an den Halswirbeln

Eine völlig falsche und sich im Laufe der Zeit sehr schädlich auswirkende Angewohnheit ist das Anheben des Arms mit angehobenen Schultern. Beobachten Sie sich doch einmal im Alltag: Allzu oft hebt man bei jeder Bewegung des Arms auch gleich die Schulter mit an. Ob beim Anheben der Kaffeetasse, beim Öffnen des Marmeladenglases oder beim Führen der Computer-Maus. Die Schulter ist immer dabei. Daraus ergeben sich im Laufe der Zeit chronisch verkürzte Trapez- und Schulterblatthebemuskeln. Die schmerzen oft, weil die Durchblutung in diesem Gewebe stark gedrosselt ist, und ziehen an den Halswirbelkörpern mitsamt dem sensiblen Atlas, dessen Umfeld mit besonders vielen Nerven ausgestattet ist.

Das Schulterblatt beim Heben des Arms

Normalerweise ist der Deltamuskel für das Arm-Anheben bis in die Horizontale zuständig. Probieren Sie es aus. Heben Sie den Arm hoch, ohne die Schulter anzuheben. Das funktioniert, obwohl wir das im Alltag so gut wie nie so tun – aber ab heute natürlich schon. Meistens heben wir mit dem Arm die Schulter an. Das Schulterblatt rotiert dabei nicht; es verliert seine Beweglichkeit und bleibt oft dauernd in einer angehobenen Stellung, weil wir die Schulter gar nicht mehr richtig senken. Dabei kommen aber die Brust- und Nackenmuskeln vermehrt zum Einsatz, verkürzen und verspannen. Dann, ab der Horizontalen muss der Trapezmuskel das Schulterblatt drehen, weil der Arm ansonsten an einem Knochenfortsatz des Schulterblatts oben anstoßen würde. Wird das Schulterblatt aber gekippt, dreht sich auch die Gelenkpfanne für den Arm leicht aufwärts und der Arm erhält mehr Spielraum. Eine wichtige und oft unbeachtete Bewegung des Schulterblatts beim Armheben: Es beinhaltet ein Absinken des Schulterblatts. Die untere Schulterblattspitze wendet sich nach außen, während der obere hintere Schulterblattrand nach unten kippt. Das Schulterblatt wird um die gerundeten Rippen herum geleitet und nach vorn bewegt. Dies kommt einer Drehbewegung gleich.

Probieren Sie dieses ausgewogene Armheben aus, indem Sie sich vorstellen, wie das Schulterblatt, ähnlich einem Fahrstuhl, als Gegengewicht nach unten sinkt. Wenn der Arm oben ist, spüren Sie, wie er auf dem Schulterblatt ruht. Es stellt für ihn ein Fundament dar. Eine andere hilfreiche Vorstellung: Stellen Sie sich vor, wie die Schulterblätter hinten in die Hosentaschen oder zum Boden hinunterrutschen.

Die Rautenmuskeln stärken

Was es noch zu beachten gibt: Der kleine und große Rautenmuskel, die von der unteren Halswirbelsäule und den ersten vier Brustwirbeln bis zum inneren Rand des Schulterblatts verlaufen (und dieses mit der Wirbelsäule somit verbinden), ziehen dieses zur Wirbelsäule, fixieren es und halten es am Rumpf. Sie unterstützen den oberen Trapezmuskel. Wenn sie stark genug sind, können sie somit die Nacken-, Schultermuskeln und die Halswirbelsäule entlasten. Kippen die Schulterblattränder nach hinten (»Flügelchen machen«) könnte dies auf eine Schwäche des Rautenmuskels hinweisen. Dieser sollte deshalb regelmäßig gekräftigt werden. Eine gute Übung für jeden Tag: Stellen Sie sich mit dem Rücken eine Fußlänge vor eine Wand und beugen Sie die Knie ein wenig. Heben Sie dann die Ellenbogen in Schulterhöhe an und drücken Sie sie nach hinten gegen die Wand. Halten Sie dabei die Schultern unten und längen Sie die Halswirbelsäule, als ob Sie ein Buch auf dem Kopf hätten.

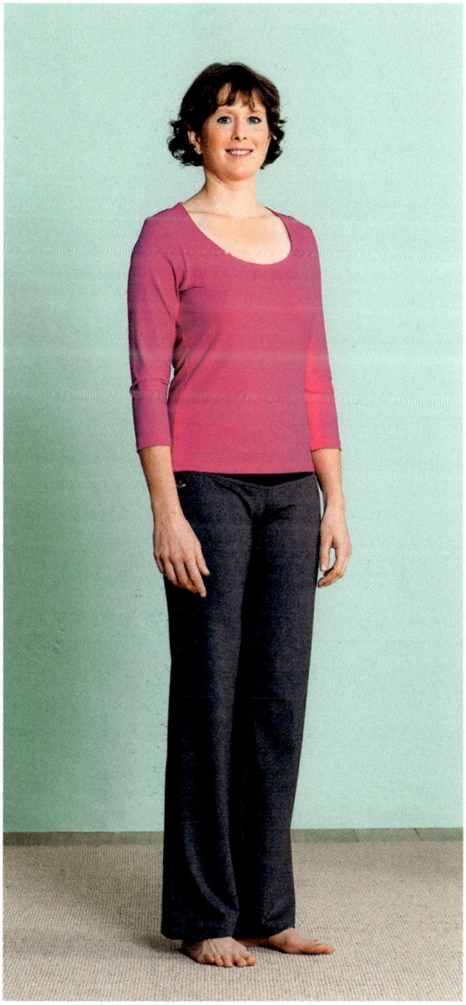

In lotrechter Aufrichtung entspannt zu stehen spart Kraft und schützt vor Verspannungen.

Und bedenken Sie: Wenn sich die Schulterblattmuskeln beim Armanheben anspannen und die Schulterblätter nach unten ziehen, können sich die Nackenmuskeln erholen. Sie sind erst dann gefragt, wenn die Arme über 90 Grad angehoben werden.

Die ausgeglichene Körperhaltung

Unsere Körperhaltung wird von verschiedenen Faktoren beeinflusst:

- Skelettstatik (Form der Wirbelsäule)
- Psyche (fühle ich mich ängstlich, zusammengestaucht, niedergeschmettert oder aufgerichtet, stark, mit festem Rückgrat?)
- Muskelfunktionen (muskuläre Balance oder Disbalance)
- Beweglichkeit der Gelenke
- Dehnbarkeit beziehungsweise Festigkeit der Bänder

Die biomechanisch günstige Haltung

Es gibt für den Menschen eine biomechanisch günstige und eine ungünstige, man kann auch sagen, eine rückenfreundliche und eine rückenunfreundliche Haltung. Die Haltung ist ebenso Ausdruck der Persönlichkeit und des momentanen seelischen Zustandes wie die Folge ökonomischer Belastung unseres Bewegungsapparates.

Jede Bewegung kann ökonomisch ausgeführt werden, das heißt, mit geringstmöglichem Kraftaufwand bei größtmöglichem Effekt – kurz gesagt: einfach und kraftsparend. Je biomechanisch ungünstiger wir uns halten, umso unmöglicher wird dies. Die ideale Haltung zeichnet sich durch eine minimale Belastung der Knochen, Muskeln, Bänder und Bandscheiben aus.

Wir sind ständig der Erdanziehungskraft ausgesetzt und müssen uns gegen diese aufrecht halten beziehungsweise ausrichten. Dies erfordert eine erhebliche Muskelleistung. Es geht nun darum, wie wir uns am ökonomischsten, also mit ge-

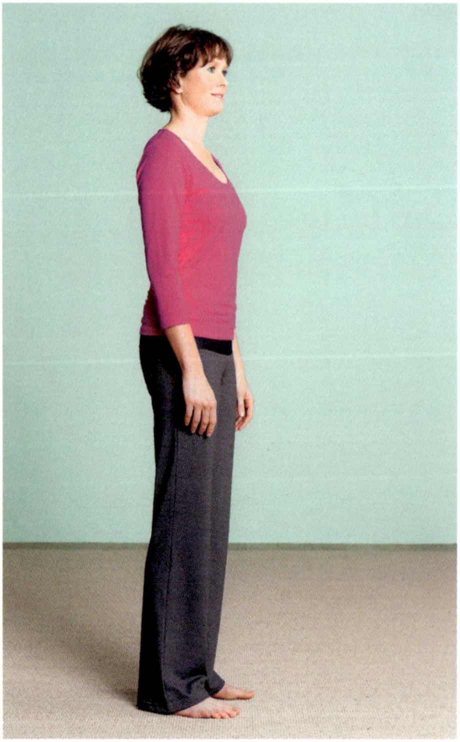

Die biomechanisch günstige Haltung im Stehen

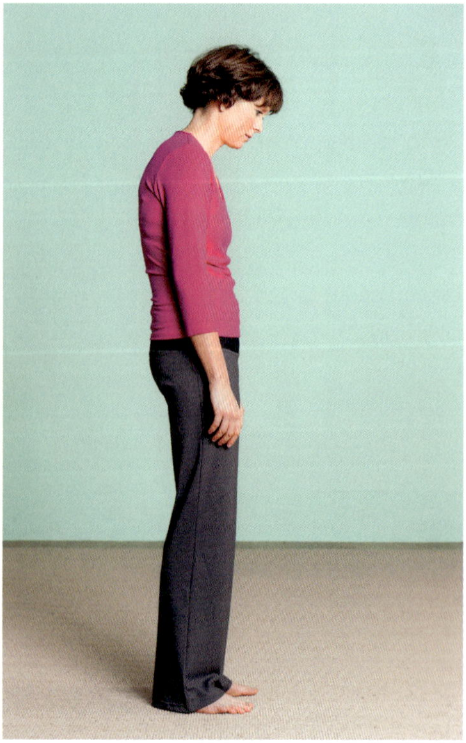

So besser nicht: Schlechte Haltung führt zu Verspannungen!

ringstmöglichem Kraftaufwand, gegen die Schwerkraft aufgerichtet halten können.

Den Körper ins Lot bringen

Wenn wir unseren Körper mit einem Bauwerk vergleichen, kann die Statik entweder stabil oder instabil sein. Stabilität ist dann gewährleistet, wenn ein Körper sich im Lot befindet. Das Lot, das immer durch den Körperschwerpunkt geht, muss sich noch innerhalb der Standfläche (= Unterstützungsfläche) befinden. Je weiter wir uns mit einem Körperteil von der Lotlinie entfernen, umso mehr Muskelkraft ist notwendig, um wieder ins Lot zurückzufinden, damit wir nicht umfallen.

Wir befinden uns aber nicht in einem stabilen Gleichgewicht, sondern in einem labilen, denn der Körperschwerpunkt verschiebt sich immer wieder, sobald wir uns bewegen und unsere Lage verändern. Wenn wir uns nur ein wenig vorbeugen, verschiebt sich der Körperschwerpunkt nach vorn. Die Erdanziehungskraft sowie Drehmomente wirken auf uns ein. Um nicht umzufallen, müssen sich die hinteren Muskeln mehr anspannen.

Wird der Kopf zu lange vorgebeugt gehalten oder die Halswirbelsäule dauernd oder über lange Zeit zu weit nach vorn, also vor die Lotlinie, geschoben, muss die Nackenmuskulatur erheblich mehr Arbeit leisten, damit der Kopf vorn nicht der nach unten ziehenden Schwerkraft nachgibt. Die hintere Muskulatur wird also in eine Dauerspannung versetzt.

Bei einer harmonisch ausgeglichenen Statik befindet sich der Körperschwerpunkt etwa zwischen Bauchnabel und viertem Lendenwirbel. Die Lotlinie verläuft beim aufrechten Stand, vom äußeren Gehörgang ausgehend, durch Schulter, Hüft- und Kniegelenk und fällt kurz vor dem Fußknöchel auf die Standfläche. Sie berührt vorn den siebten Hals-, zwölften Brust- und fünften Lendenwirbel.

Gerät ein Körperteil aus dem Lot, müssen auch die benachbarten Wirbelsaulensegmente ihre Position verändern, um wieder ein künstliches Gleichgewicht herzustellen. So hat eine vorgeschobene Halswirbelsäule meistens einen Rundrücken im Brustwirbelsäulenbereich und weiter unten ein Hohlkreuz zur Folge.

Typische Fehlhaltungen im Sitzen

Typisch für Menschen unseres Kulturkreises und besonders für solche, die viel sitzen – etwa vor dem Schreibtisch oder am Computer, aber auch am Zeichenbrett, in der Fabrik oder an der Kasse –, ist, dass zu der vorgezogenen Halswirbelsäule noch ein nach hinten gezogener Kopf kommt. Sitzen wir am Tisch oder Schreibtisch, müssen wir fast immer den Kopf ins Genick nehmen, wenn wir einen weiter weg befindlichen Gegenstand beobachten oder mit jemand neben oder etwas entfernt von uns reden wollen (siehe Abbildung unten). Besonders belastet werden dabei die obersten Kopfgelenke zwischen Schädel und Atlas (Okzipitalgelenk), denn sie müssen dauernd in einer extremen Stellung ausharren. Aber auch der Übergang zwischen Hals- und Brustwirbelsäule (siebter Halswirbel) ist starken Belastungen und Spannungen ausgesetzt. Nach jahrelang auf die Art und Weise eingenommener Kopfhaltung entsteht häufig ein kleiner »Buckel« in diesem Bereich. Außerdem bilden sich Verengungen zwischen den Halswirbelkörpern, wodurch die Nervenausgangspunkte und Blutgefäße in diesem Abschnitt zusammengedrückt werden.

Aus der Dauerfehlhaltung von Halswirbelsäule und Kopf, die für unsere Kopfgelenke immer mehr zum Normalzustand wird und auch unser Gehirn immer mehr als »normal« interpretiert, resultieren mit den Jahren degenerative, aber manchmal auch entzündliche Veränderungen des Bindegewebes innerhalb einzelner Bewegungssegmente und in den dazugehörigen Muskelfaszien (den Muskel umhüllenden Muskelhäuten). Dies gilt für die kleinen Wirbelbogengelenke genauso wie für die Bandscheiben.

Es ist deshalb von größter Wichtigkeit, zunächst die eigene Haltung wahrzunehmen, sich die Gefahren des Überstrapa-

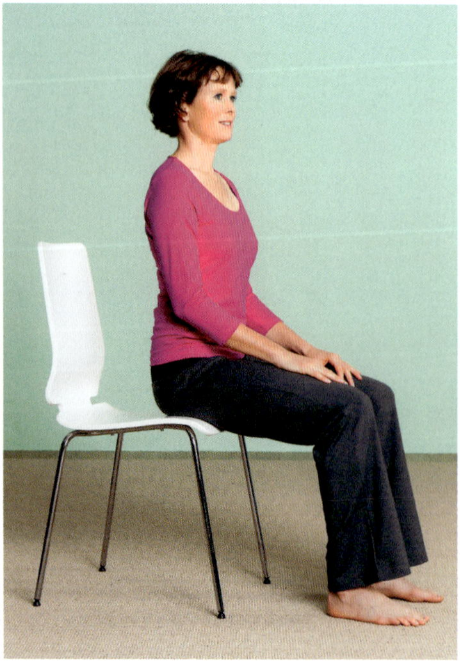

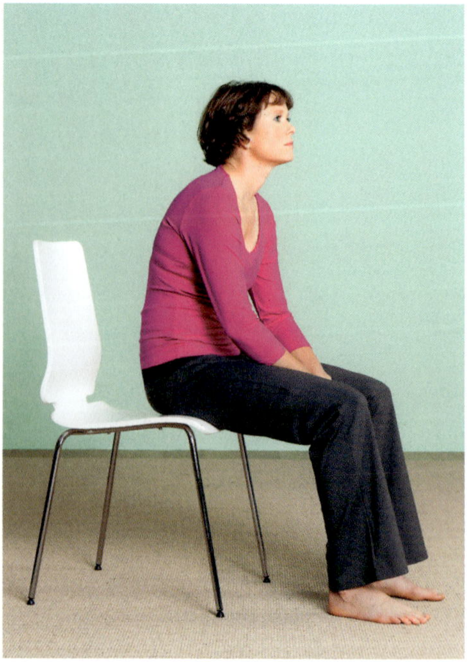

Günstige (links) und ungünstige (rechts) Haltung beim Sitzen

Haltung erlernen und bewahren

In Bezug auf die Haltung gilt es, zwei Dinge zu lernen:

- Haltungswahrnehmung: Erlernen des ökonomischen Gebrauchs der Wirbelsäule im Alltag, etwa beim Sitzen
- Wirbelsäulenhygiene: Erlernen entsprechender Übungen, die es erleichtern, die günstige Haltung bei den verschiedensten Tätigkeiten einzunehmen und über längere Zeit halten zu können

zierens einzelner Körperpartien – Muskeln, Bänder, Gelenke und Bandscheiben – klarzumachen, aber auch die des Schonens anderer (Abschwächung).

Balance des Kopfes

Der Mensch muss sich von falschen Bewegungsmustern befreien. Negative Spannungsfelder im ganzen Körper werden durch Disbalancen von Kopf, Hals und Rumpf hervorgerufen. Ein gut ausbalancierter Kopf ist Voraussetzung nicht nur für eine gute, ausgeglichene Haltung, sondern auch für die innere Körperharmonie.

Die erste Haltungsregel

Deshalb betonte Frederick Matthias Alexander, Begründer der Alexander-Technik, stets die erste Haltungsregel: Die Na-

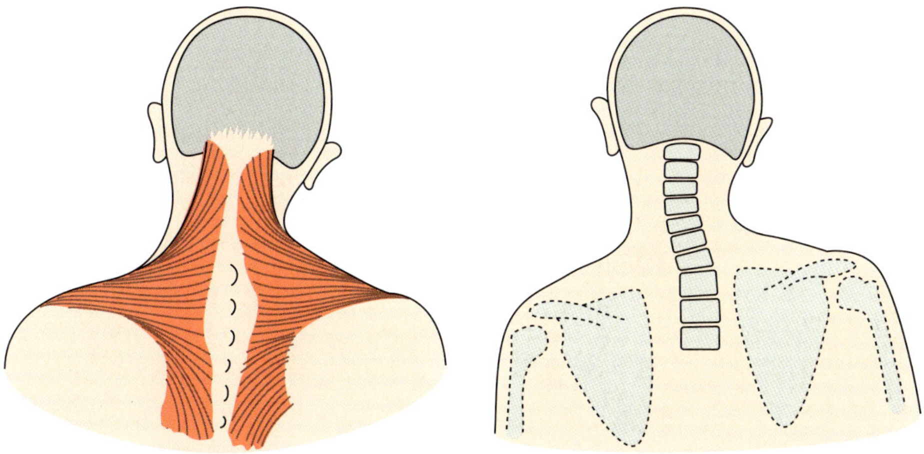

Eine Disbalance der Halswirbelsäule hat die einseitige Verkürzung und Verspannung der Schulter- und Halsmuskulatur zur Folge.

ckenmuskeln lockern, sodass der Nacken frei bewegt und der Kopf fein ausbalanciert auf der Halswirbelsäule gehalten werden kann.

Nur dann lastet kein einseitiger schädlicher Druck auf den Okzipitalgelenken. Sind die Kopfgelenke jedoch blockiert, zum Beispiel durch eine falsche Kopfhaltung, kommt es unweigerlich zu Verkrampfungen im Hals-, Nacken- sowie Schulterbereich, und alle anderen Gelenke im Körper werden negativ beeinflusst. So ist ein gut ausbalancierter Kopf nach Alexander absolute Grundvoraussetzung für die optimale Ausrichtung des ganzen Körpers.

Der Kopf – ein Schwergewicht

Jedoch ist der Kopf relativ schwer – er wiegt immerhin sieben Kilogramm. Während sein Drehpunkt in den Okzipitalgelenken liegt, befindet sich sein Schwerpunkt vor der Halswirbelsäule. Der vordere Teil, der Gesichtsschädel, ist schwerer als der hintere und bringt die Halswirbelsäule in Gefahr, nach vorn durchzubiegen.

Ein nach vorn geschobener Kopf hat immer zur Folge, dass die obersten Gelenke der Wirbelsäule am Übergang zum Schädel, die Kopfgelenke, einseitig abgenutzt werden. Ist der zurückgezogene Kopf zur dauernden Fehlhaltung geworden, was sehr häufig vorkommt, ohne dass man dies bewusst wahrnimmt, müssen die Kopfgelenke in einer ständigen Endstellung verharren und beginnen zu schmerzen. Es kommt zu Blockierungen, und vor allem zu einem muskulären Ungleichgewicht.

Eigentlich schützt eine kräftige Nackenmuskulatur den Kopf vor dem Abkippen nach vorn. Allerdings sind die Nackenmuskeln bei vorwiegend vorgebeugten (Arbeits-)Haltungen meistens gänzlich überbeansprucht und zu dauernder Haltearbeit gezwungen. Sie verkürzen sich und vermögen bald nicht mehr, sich zu entspannen.

Die vordere Halsbeugemuskulatur dagegen wird immer schwächer. Wenn die vordere und hintere Muskulatur im Gleichgewicht sind und zusammenarbeiten, kann der Kopf gut ausbalanciert und entspannt auf der Halswirbelsäule gehalten werden.

Disbalancen dagegen führen zu Verspannungen, schnelleren Abnutzungen, Störungen und Beschwerden. Sie resultieren häufig aus dauernd wieder eingenommenen Arbeits- und Gewohnheitshaltungen und Arbeitsplätzen, die kaum Bewegungsspielraum zulassen. Übrigens kann die Halswirbelsäule auch zu einer Seite hin gebogen sein. Ein Ohr ist dann der seitengleichen Schulter näher als das andere Ohr der anderen Schulter. Da die eine Schulter etwas höher steht als die andere, sind die Schulter- und Nackenmuskeln auf einer Seite kürzer und meist verkrampfter als auf der anderen (siehe Abbildung Seite 37). Auch diese ungünstige Haltung des Halses wird durch einseitige Bewegungs- und Arbeitsabläufe sowie -haltungen begünstigt.

Problemarbeitsplatz: Computer

Der Mensch ist auf Bewegung »programmiert«. Bewegungsmangel ist die Zivilisationskrankheit des 21. Jahrhunderts überhaupt. Ganz besonders gesundheitsschädlich für die Wirbelsäule, und vor allem auch für die Halswirbelsäule, hat sich die Haltung vor der »Sitzmaschine« Computer erwiesen.

Ungünstig – die »Fragezeichen«-Haltung vor dem Bildschirm

Durch stundenlanges Sitzen in einer angespannten, starren Haltung kommt es mehr denn je zu Schulter-, Nacken- und auch Augenschmerzen. Häufig sinkt man in der Haltung immer mehr zusammen, die Brustwirbelsäule rundet sich, der Kopf hängt nach vorn, und der Hinterkopf wird in den Nacken genommen. Die Halswirbelsäule verbiegt sich mehr und mehr nach vorn.

Die richtige Sitzposition

Achten Sie deshalb unbedingt gerade am Computer auf eine aufrechte Sitzposition. Der Schreibtischstuhl sollte nicht zu niedrig eingestellt sein. Die Knie sollten sich auf gleicher Höhe wie die Hüften befinden oder besser noch etwas tiefer. Das Becken darf leicht erhöht sein. Die Füße sollten nicht baumeln, sondern flach auf dem Boden stehen, gegebenenfalls auf einer Fußstütze. Die Wirbelsäule richtet sich aufrecht über dem Becken auf. Eine häufig beobachtete und leider sehr schädliche Fehlhaltung ist ein ständiges Hinaufschauen zum Monitor. Sie sitzen ergonomisch richtig, wenn sich die Oberkante des Bildschirms in Augenhöhe befindet, sodass Sie eher ein wenig nach unten schauen. Versuchen Sie die Schultern nicht nach vorn zu kippen und auch nicht

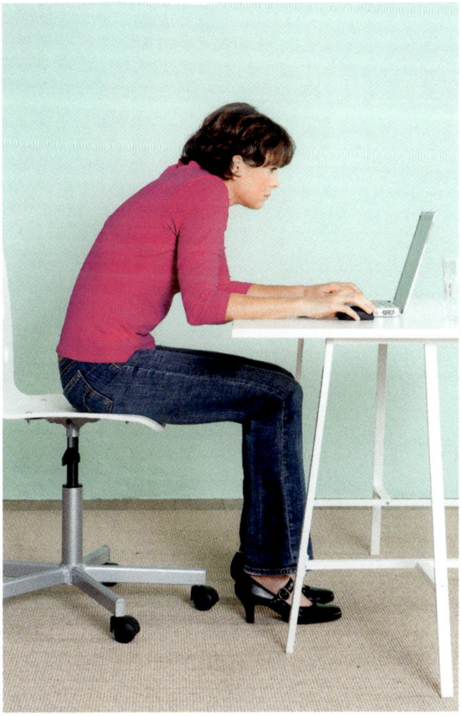

Wie Sie schon gelesen haben, ist dies die ungünstigste Haltung überhaupt für die Halswirbelsäule.

überstramm nach hinten zu ziehen, sondern bequem »in der Mitte« zu halten. Die Unterarme sollten waagrecht auf der Tischfläche aufliegen können. Falls Sie sich am Schreibtisch gern nach vorn beugen, schieben Sie den Stuhl so nah wie möglich an den Tisch. Das Vorbeugen sollte mit geradem Rücken und aus den Hüftgelenken heraus erfolgen.

Ausgleichsübungen einschalten

Für alle, die am PC arbeiten, gilt, neben der Haltungskontrolle zwischendurch möglichst oft Ausgleichsbewegungen, Lockerungsübungen für die Schulterpartie und gezielte Schulter-Nacken-Übungen auszuführen, wie sie in diesem Buch beschrieben werden.

Störanfälligkeit der Halswirbelsäule und ihre Folgen

Die Tendenz der Wirbelkörper, im Alter an ihren Grenzflächen Kalk anzulagern, kann für die Blutgefäße und austretenden Nerven negative Folgen haben, da mehr Druck auf sie ausgeübt wird. Auch Bandscheibenschäden und Knochen- sowie Gelenkabnutzungen nehmen im Allgemei-

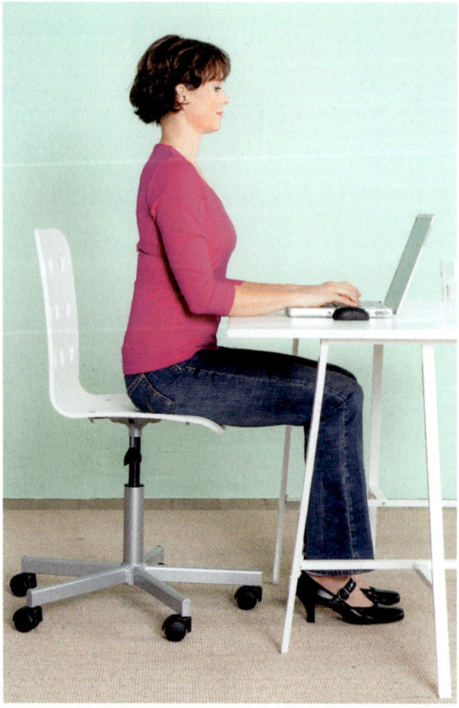

Achten Sie am Computer immer auf eine aufrechte Sitzposition.

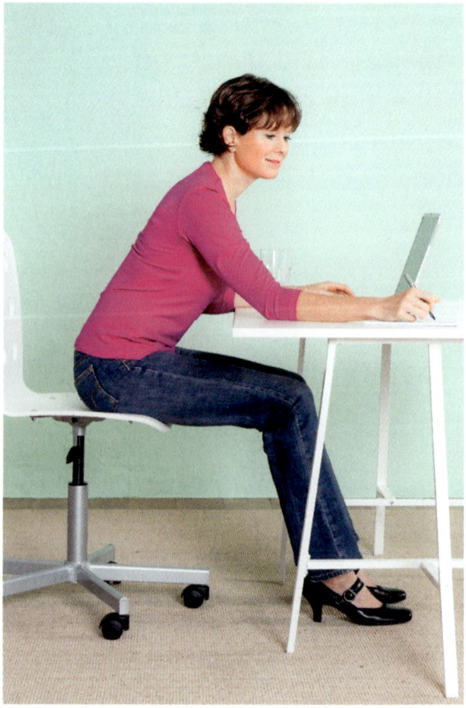

Das Vorbeugen sollte mit geradem Rücken und aus den Hüften heraus erfolgen.

nen mit den Jahren zu. Dadurch werden die Gefäße im Hals- und Nackenbereich stärker eingeengt und die Blutversorgung des Gehirns und des Innenohrs wird gedrosselt.

Wenn dann noch häufig eingenommene Fehlhaltungen oder Extremstellungen – zum Beispiel Einklemmen des Telefonhörers zwischen Ohr und Schulter oder Überkopfarbeiten wie beim Aufhängen von Vorhängen oder Anstreichen einer Decke – und damit chronisch erhöhte Muskelspannungen hinzukommen, können schnell Kopfschmerzen, Migräne, Schwindel, eine verminderte Durchblutung im Innenohr oder Gleichgewichtsstörungen entstehen.

Eine chronisch erhöhte Muskelanspannung wird aber auch sehr häufig durch seelische Probleme ausgelöst. Sorgen, Leistungsdruck, Versagensangst oder andere Ängste, Stress, blinde Wut oder Zorn über eine Ungerechtigkeit lasten oft zentnerschwer auf unseren Schultern. Da dann die Blutgefäße und Nerven innerhalb der Muskelschichten und in den Zwischenwirbellöchern dauernd gedrückt werden, kommt es zu unangenehmen Schmerzzuständen. Chronische Verspannungen können uns ein Leben lang belasten, wenn wir nichts dagegen tun.

Doch es gibt eine wirksame Hilfe: Mit Haltungswahrnehmung, Dehnungs-, Entspannungs- und Atemübungen können Sie den Teufelskreis von Anspannung, Schmerz und erneuter Anspannung durchbrechen. Üben Sie mit, und bleiben oder werden Sie gesund!

Übungsgprogramme

FÜR HALS, NACKEN UND SCHULTERN

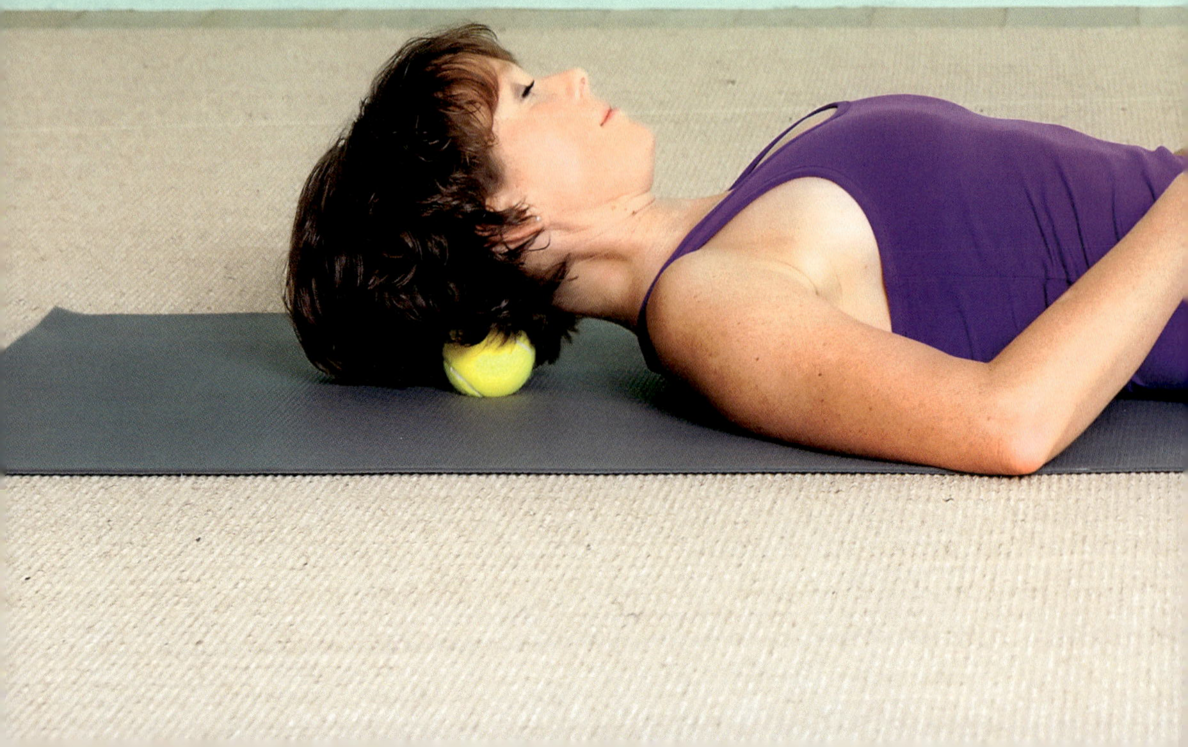

Nacken- und Schulterverspannungen, Kopfweh und Rückenschmerzen – unsere Lebens- und Arbeitswelt beschert heute fast jedem zeitweise oder chronisch solche Erfahrungen. Die folgenden Seiten bieten Ihnen eine breite Auswahl an Übungen, mit denen Sie Verspannungen vorbeugen und bestehende Beschwerden lindern können. Viele Übungen lassen sich auch leicht am Arbeitsplatz oder in Pausen durchführen.

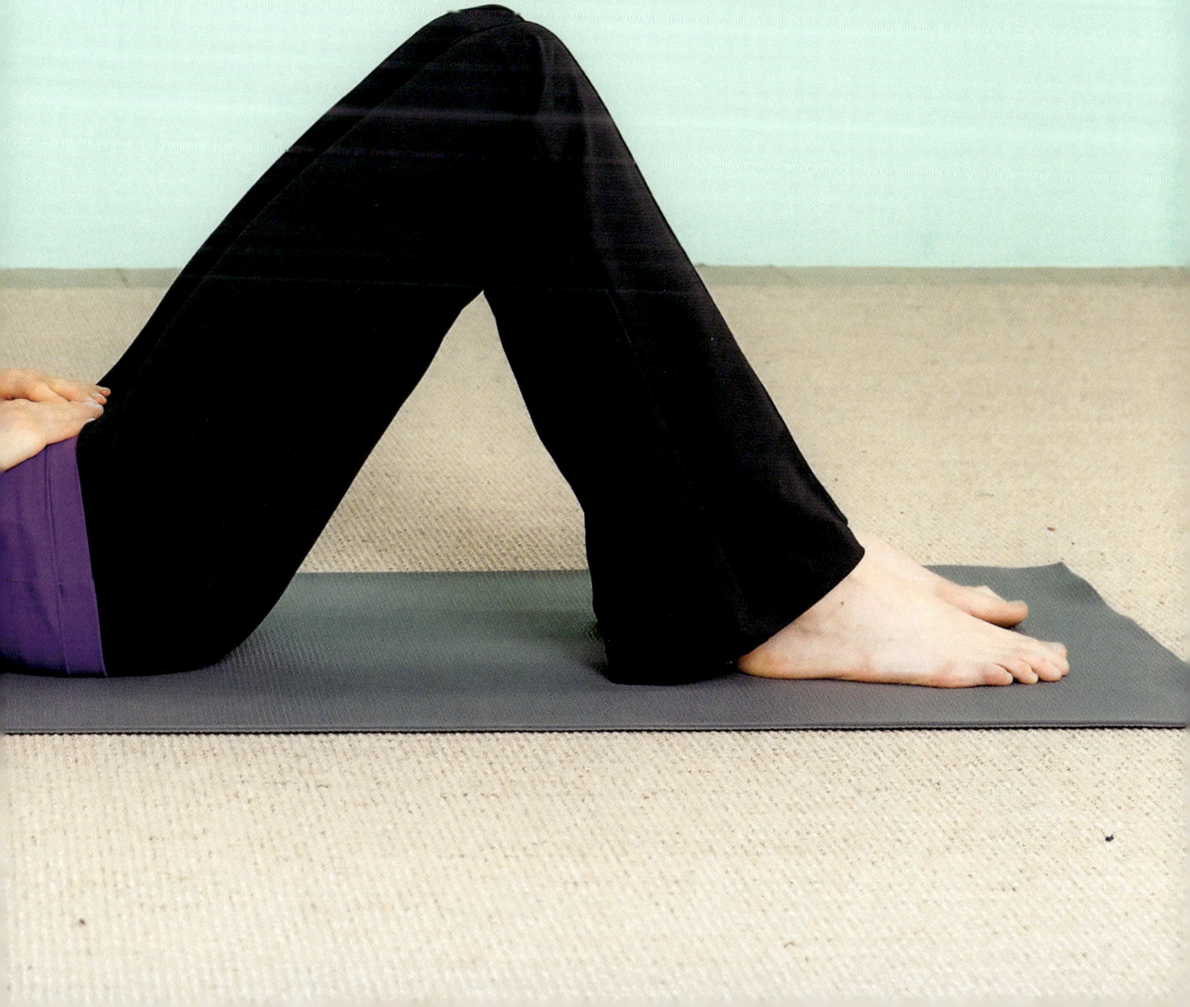

Lockerungs- und Wahrnehmungsübungen

Beginnen Sie jedes Übungsprogramm mit Lockerungsübungen, um den ganzen Organismus zu erwärmen und auf die Aktivität einzustimmen. Die zu trainierenden Muskeln, Gelenke, Sehnen und Bänder werden dadurch gut durchblutet und vorbereitet. Ein erwärmter Muskel ist besser zu dehnen und zu trainieren, ein gelöstes Gelenk leichter zu beanspruchen als ein »kaltes«. Verletzungen wie Zerrungen werden verhindert, Muskelkater wird vermieden oder vermindert. Außerdem werden auch Herz und Kreislauf angeregt. Für Lockerungsübungen eignen sich alle möglichen Schwünge und Kreise mit den Armen und Schultern wie Pendelschwünge und Achterschwünge. Angenehm sind auch Schüttelbewegungen mit den Armen oder Schultern.

Die meisten Bewegungsabläufe, die wir täglich ausführen, finden unbewusst und automatisch statt. Jeder hat seine individuellen, stereotypen Bewegungsabläufe entwickelt. Ob wir gehen, stehen, sitzen, uns bewegen, spielen, essen, schreiben, Hausarbeiten verrichten, Auto fahren oder am Computer arbeiten, immer wieder nehmen wir die gleiche Haltung ein und führen unsere standardisierten Bewegungsabläufe aus. Wir müssen zuallererst damit beginnen, das eigene Körpergefühl wieder zu schulen und neu zu

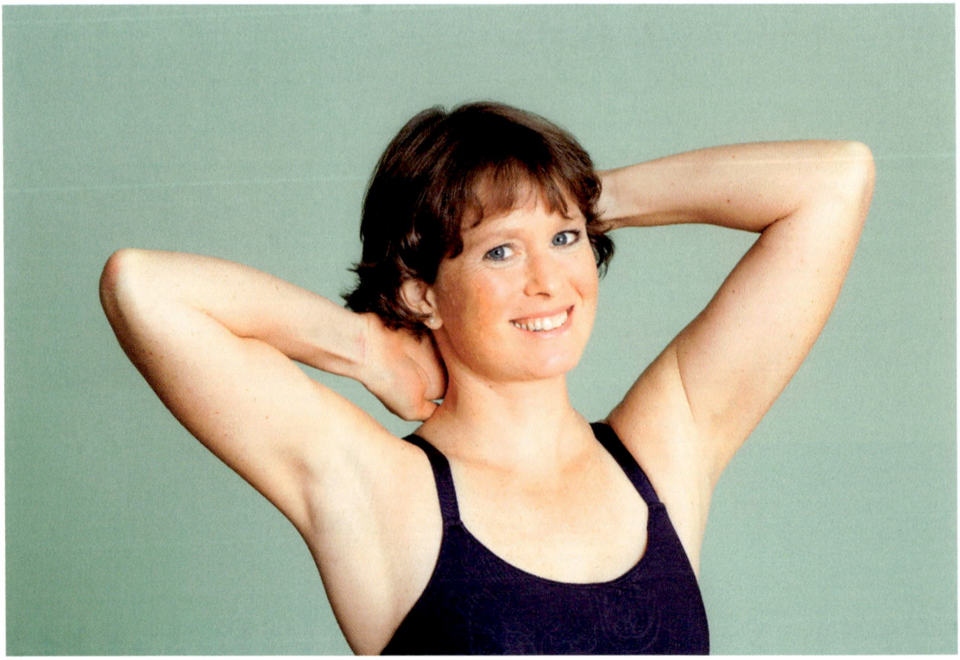

entwickeln. Dann kann sich der Übende auch im Alltag besser kontrollieren und seine Haltung positiv korrigieren.

Körperbewusstsein setzt voraus, dass wir fähig sind, Spannungsverhältnisse unseres eigenen Körpers wahrzunehmen. Hierzu eignen sich auch Feldenkrais-Übungen optimal. Diese sanften Übungen helfen, alte Haltungsmuster wahrzunehmen und zu verändern. Den meisten Menschen ist dieses Bewusstsein verlorengegangen. Unökonomische, schädliche Bewegungen und Haltungen werden nicht mehr wahrgenommen und erkannt, sondern als »normal« empfunden. Unsere verschobene Kopfhaltung oder Rundrückenhaltung bleibt in allen Situationen erhalten; die angespannten Schultern verharren in Dauerspannung.

Aus irgendeinem Grund haben wir eine Fehlhaltung erlernt und nehmen sie nicht mehr als schädlich, sondern als normal wahr. Wir haben uns an sie gewöhnt. »Natürlich« und gesund wäre, dass ein Muskel nach erfolgter zweckmäßiger Kontraktion oder Dehnung sofort wieder in seine Ausgangslage, also in die Grundspannung, zurückkehrt – aber das gelingt bei der statischen Dauerspannung nicht mehr.

Erkennen Sie Ihre individuellen Haltungs- und Bewegungsgewohnheiten. Lernen Sie, die schädlichen Muster in günstige umzuwandeln. Ein Umdenken ist nötig. Machen Sie sich dies immer bewusst, und wenden Sie die neuen Erkenntnisse täglich an, bis das neue Haltungs- und Bewegungsmuster automatisch abläuft.

Wir müssen lernen, wieder sensibel zu werden für unseren Körper und seine Zustände. Das beinhaltet, in den Körper hineinzuhorchen, ihn zu erfühlen, zu ertasten und negative wie positive Bewegungsmuster zu erkennen, zu unterscheiden und richtig zu interpretieren. Nach der Erkenntnis und Bewusstmachung der Haltung durch Körperwahrnehmung erfolgt die Korrektur mithilfe von Übungen, dann die Automatisation durch häufige Wiederholungen der Haltungs- und Bewegungsübungen.

Grundwahrnehmungsübung für die Halswirbelsäule

Diese Übung hilft Ihnen, Ihre gewohnheitsmäßige und eine günstige Haltung des Kopfes und der Halswirbelsäule wahrzunehmen und zu unterscheiden.

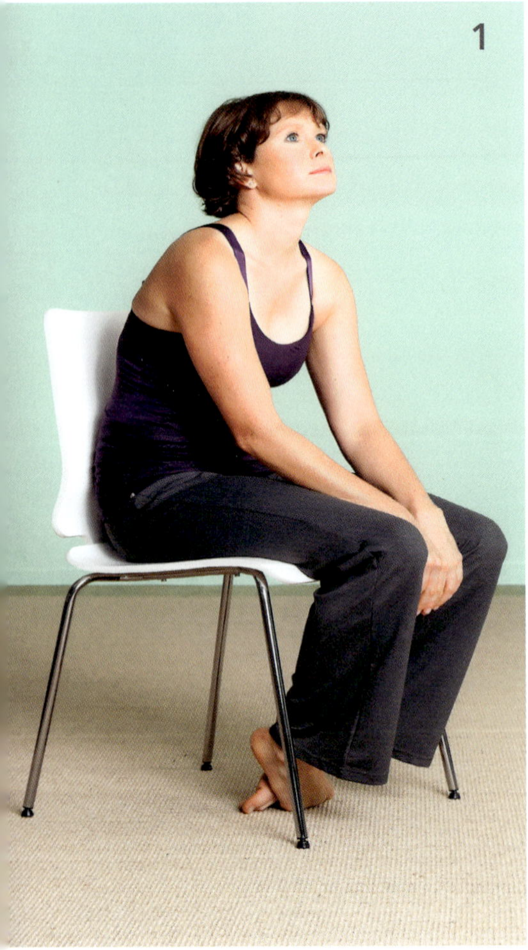

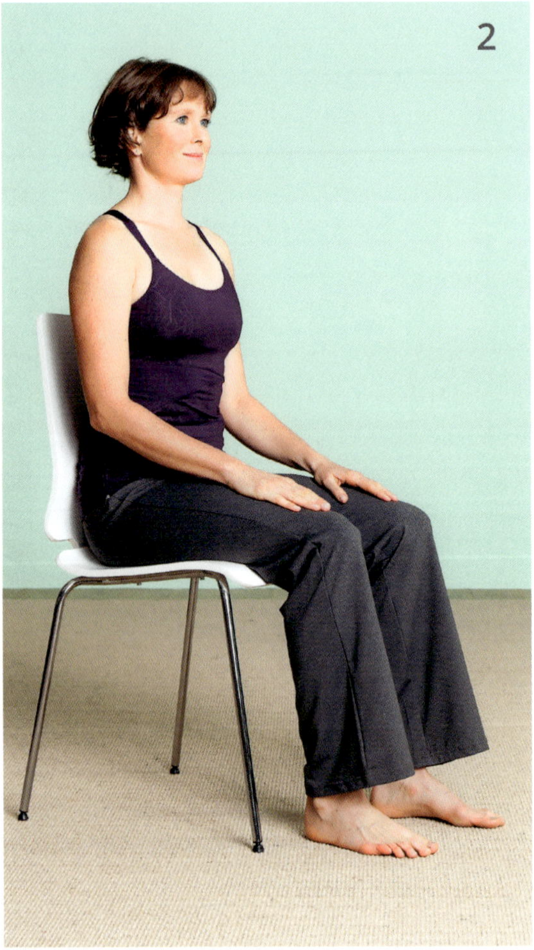

1. Setzen Sie sich auf einen Stuhl, eventuell vor einen Tisch, so wie Sie normalerweise sitzen, ohne sich anzustrengen oder »gut« sitzen zu wollen. Sinken Sie bewusst etwas in sich zusammen, so wie wir es täglich gewohnheitsmäßig immer wieder tun. Spüren Sie, wie der Rücken dabei rund wird und sich die Halswirbelsäule nach vorn schiebt?
2. Blicken Sie von unten (zum Beispiel von der Tischplatte) leicht nach oben, als ob Sie etwas, das sich neben oder etwas entfernt von Ihnen befindet, beobachten wollten. Spüren Sie, wie der Hinterkopf dabei etwas nach hinten unten gezogen wird?
3. Richten Sie nun Ihre Konzentration bewusst auf die Schädelbasis, wo die Wirbelsäule endet und sich dreht. Dort wird der Hinterkopf von den meist verkürzten kleinen Nackenmuskeln so nach hinten gezogen, als ob Sie ihn zwischen die Schulterblätter ziehen wollten. Können Sie sich vorstellen, wie dabei die kleinen Kopf- und Wirbelgelenke einseitig abgenutzt werden? Nehmen Sie wahr, wie dabei die Vorderseite des Halses überdehnt wird, während die Rückseite zusammensinkt, sich verkürzt.
4. Nun richten Sie sich auf dem Stuhl auf und stellen sich vor, dass aus der Mitte Ihres Kopfes ein Faden herausragt, an dem Sie zur Decke hochgezogen werden, oder dass Sie ein Buch auf dem Kopf zur Decke hochschieben wollen. Spüren Sie, wie der Nacken und die Wirbelsäule lang werden? Lassen Sie dabei die Schultern nach unten fallen und fühlen Sie, wie die Kopfhaltung und die Kopfgelenke freier werden
5. Achten Sie aber darauf, das Kinn nicht anzuheben und die Stirn nicht zur Decke hochzuschieben. Das Kinn sollte waagerecht zum Boden bleiben, sodass die Augen geradeaus schauen.

Tipp

Beobachten Sie sich zunächst vor einem Spiegel.

Die Kopfgelenke wahrnehmen und öffnen

Gerade die obersten Kopfgelenke zwischen Schädelbasis und Atlas sind sehr häufig blockiert; die kleinen Nackenmuskeln, die für sie zuständig sind, verkürzt. Dies ist ein häufiger Grund für Kopf- und Nackenschmerzen, aber auch für Wirbelsäulen- und Kreuzprobleme, Beckenschiefstand und Fehlhaltungen. Geht es den Kopfgelenken gut, ist der Kopf ausbalanciert, und die gesamte Wirbelsäule kann sich in einem ausgeglichenen Zustand befinden. Deshalb ist es sehr empfehlenswert, dass Sie sich zuallererst mit diesen kleinen, aber sehr bedeutenden Gelenken beschäftigen. Meistens müssen wir erst wieder lernen, sie wahrzunehmen, um sie dann von Spannungen der letzten Jahre oder sogar Jahrzehnte zu befreien. Befreite Kopfgelenke lassen den Kopf »schweben« und wirken auch auf Gehirn, Konzentration und die Gefühle befreiend.

Diese Basisübungen sollten Sie häufig im Alltag ausführen, egal ob im Büro, in Bus oder Bahn, oder wo immer Sie daran denken. Auch bei Spaziergängen in der Natur können Sie sich entweder auf eine Bank setzen oder die Übung im aufrechten Stehen ausführen.

Bevor Sie mit den Übungen beginnen, ist es wichtig, ein Gefühl für die Kopfgelenke und die aufrechte, »freie« Kopfhaltung entwickelt zu haben.

Setzen Sie sich aufrecht auf einen Stuhl, wie Sie es in der Grundübung zum richtigen Sitzen gelernt haben. Wenn Sie wollen, schauen Sie sich noch einmal die Abbildung des Atlas und Axis (siehe Seite 16) an. Dort ist die Gelenkfläche eingezeichnet, um die es bei der folgenden Übung geht.

(1) Wie ein Ball in einer Schüssel

1. Stellen Sie sich die Gelenkflächen des Atlas wie zwei kleine flache Schüsseln oder leicht geöffnete Hände vor, die Kondylen des Schädelbasisknochens als runde kleine Bälle oder Rollen.
2. Stellen Sie sich weiter vor, dass diese Bälle oder Rollen in den (Knochen-)Schalen etwas nach hinten oben drehen, als ob Sie leicht Nicken wollten. Stellen Sie sich vor und nehmen Sie wahr, wie die Kondylen oder Gelenkrollen in einer Gleit-Rollbewegung nach hinten oben rollen. Spüren Sie, wie dabei der Hinterkopf etwas vom Atlas abhebt und »hinten« im Bereich der Kopfgelenke Weite entsteht? Diese können da-

bei förmlich aufatmen. Auch die Halswirbelsäule verlängert sich. Die Wirbelschlagadern und das Rückenmark bekommen Platz. Die verkürzten, leidenden Nackenmuskeln längen sich und werden wieder besser durchblutet.

3. Dieses Bild sollten Sie von nun an stets in sich tragen: nicht nur bei den Übungen, sondern im Alltag. Lassen Sie ein Gespür für diesen meist unbekannten Bereich entstehen.

2 Die günstigste Haltung für die Kopfgelenke

1. Stellen Sie sich wieder die Roll-Gleit-Bewegung des obersten Kopfgelenks vor. Sie können sich diese auch als rollende Gleitbewegung eines Deosticks vorstellen. Diesmal geht es um die Ausführung dieser meistens ungewohnten Bewegung und Haltung.
2. Führen Sie diese minimale Bewegung 10- bis 15-mal bewusst und langsam aus. Die Bewegung wird immer mit einem leichten Neigen des Kinns nach unten eingeleitet. Die Kiefergelenke bleiben währenddessen gelöst; die Lippen berühren sich kaum oder ganz sanft. Lassen Sie den Atem fließen.

3 Luftballon-Imagination

1. Stellen Sie sich den Kopf wie einen Luftballon vor, der gen Himmel schwebt. Gleichzeitig befinden sich hinten zwischen Atlas und Schädelknochen zwei kleine Luftballons, die den Hinterkopf anheben und in Ihrer Vorstellung schweben lassen. Nehmen Sie wahr, wie der Nacken lang und weit wird.
2. Rufen Sie sich dieses Bild auch immer wieder im Büro oder beim Gehen auf.

Variante

Sie können sich den Kopf auch als ausbalancierten Ball auf einem Stab vorstellen.

4 Die Kopfgelenksachse wahrnehmen

Wie schon in der ersten Übung beschrieben, findet in den Kopfgelenken eine weiche Gleit-Rollbewegung statt. Diese ergibt eine minimale Nickbewegung. Nehmen Sie jetzt die Kopfgelenksache wahr, um welche die Drehung stattfindet. Je mehr Sie in diese kleine Bewegung hineinspüren, sie wahrnehmen und sich mit ihr auseinandersetzen, umso besser können Sie sie im Alltag umsetzen. Und das Einnehmen der günstigen Kopfhaltung im Alltag ist von allergrößter Wichtigkeit. Auch bei den Übungen ist entscheidend, diese aus der richtigen Kopfhaltung heraus auszuführen und sich immer wieder diese Roll-Gleitbewegung bewusst machen.

Denken Sie häufig und überall an diese leichte Rotationsbewegung beziehungsweise minimale Nickbewegung und korrigieren Sie dadurch im Alltag so oft wie möglich Ihre Kopfhaltung, um nicht wieder in die Kopfvorhaltestellung »zurückzurutschen«.

1. Stellen Sie sich eine Achse vor, die von Gehörgang zu Gehörgang durch den Kopf verläuft.
2. Jetzt denken Sie wieder an die in Übung 1 beschriebene Roll-Gleit-Bewegung im Atlasgelenk und nehmen wahr, wie sich der Kopf um diese gedachte Querachse wenig dreht, wenn Sie das Kinn wie eine Schublade zurückschieben und den Nacken lang machen. Es entsteht eine leichte Nickbewegung. Kehren Sie dann wieder langsam in die Ausgangsstellung zurück. 8- bis 15-mal wiederholen.

Variante

Verbinden Sie die Übung mit dem Atem, um sie noch »gehaltvoller« zu gestalten. Atmen Sie durch die Nase ein, dann beim Ausatmen den Kopf um die gedachte Achse zwischen den Ohren leicht drehen, dabei das Kinn zurückschieben und den Nacken lang machen. Atmen Sie langsam, gelöst und lange durch den Mund beziehungsweise die Lippen (Lippenbremse) aus. Empfinden Sie beim Ausatmen die Länge im Nacken. Beim Einatmen den Kopf wieder weich in die Ausgangsstellung zurückgleiten lassen.

5 Die Kopfgelenke durch Nickbewegungen öffnen und lösen

1. Legen Sie eine Hand flächig hinten an die Halswirbelsäule und den Zeige- oder Mittelfinger der anderen Hand in die Kuhle am Hinterkopf, in der Hinterkopfmitte zwischen beiden Ohren. Die Halswirbelsäule schmiegt sich ohne Druck sanft in die Hand.
2. Machen Sie eine kleine Nickbewegung aus den Kopfgelenken heraus. Der Kiefer bleibt entspannt, die Lippen sind leicht geöffnet.

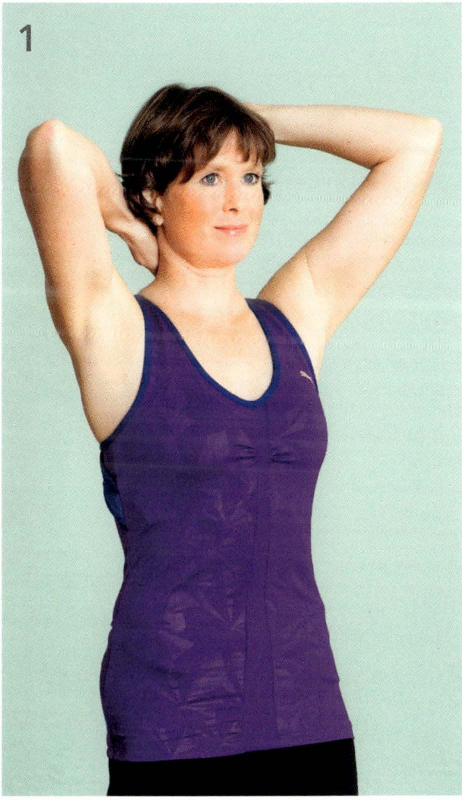

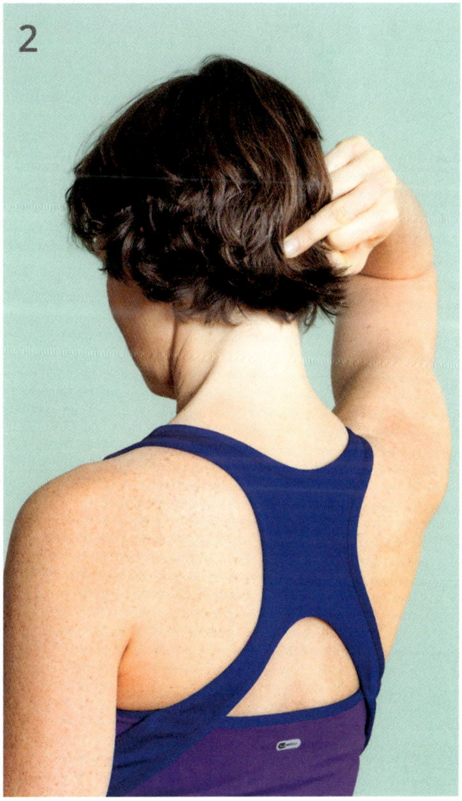

6 Entspannter Kiefer – gelöster Nacken

Die Kiefer- und Kopfgelenke liegen dicht beieinander. Zwischen ihnen besteht eine enge räumliche und reflektorische Beziehung. Die Kiefergelenke wirken über Muskeln direkt auf die Genickgelenke ein und umgekehrt. Bei allen Nackenübungen ist es äußerst wichtig, dass Sie im Kieferbereich locker bleiben. Sehr häufig presst man nämlich den Kieferbereich zusammen, wenn man sich auf eine Übung konzentriert. Deshalb sollten Sie spüren lernen, wenn Sie die Kiefermuskeln anspannen und sich im Alltag, nebst der Nackendehnung, auf einen gelösten Kiefer »einprogrammieren«.

1. Führen Sie Übung 1 aus, aber nachdem Sie die Roll-Gleit-Bewegung in den Kopfgelenken verinnerlicht haben, konzentrieren Sie sich bei dieser Übung auch noch auf die Kiefergelenke.
2. Führen Sie die kleine Nickbewegung aus und lassen Sie dabei den Unterkiefer leicht geöffnet. Die Lippen sind leicht geöffnet. Dies gilt auch für alle anderen Übungen.

7 Kaumuskeln lösen und entspannen

1. Setzen Sie sich aufrecht auf einen Stuhl. Ziehen Sie das Kinn ein wenig nach unten, machen Sie den Nacken lang und achten Sie auf eine aufrechte Haltung.
2. Klappern Sie etwa 5 Sekunden leicht und locker mit den Zähnen. Spüren Sie danach der Entspannung nach.

8 Kiefergelenke lösen und entspannen

1. Setzen Sie sich aufrecht auf einen Stuhl. Ziehen Sie das Kinn ein wenig nach unten, machen Sie den Nacken lang und achten Sie auf eine aufrechte Haltung.
2. Schieben Sie den Unterkiefer 8- bis 12-mal locker, ohne Anstrengung, nach rechts und links hin und her. Bleiben Sie danach entspannt sitzen und spüren Sie nach.

9 Die Auflagefläche des Kopfes wahrnehmen und erspüren

1. Legen Sie sich mit gestreckten Beinen auf den Boden und legen Sie die Arme bequem neben sich ab. Nehmen Sie die Auflagefläche Ihres Rückens, dann des Hinterkopfs bewusst wahr. Wo liegt Ihr Hinterkopf auf? Eher gegenüber der Stirn oder der Nase oder dem Kinn?
2. Stellen Sie die Beine auf. Hat sich die Auflagefläche etwas verschoben? Wo liegt Ihr Hinterkopf jetzt auf?
3. Lassen Sie den unteren Rücken und den Nacken schwer nach unten zum Boden hin sinken, sodass sich die Lenden- und Nackenmuskeln mehr entspannen können und die Höhlung im Nackenbereich etwas kleiner wird.
4. Schieben Sie den Scheitel des Kopfes nach hinten und ziehen Sie das Kinn etwas an. Halten Sie die Dehnung 15 bis 30 Sekunden, lassen Sie dann locker. 4- bis 6-mal ausführen. Nachspüren. Hat sich jetzt vielleicht die Auflagefläche des Kopfes etwas verschoben?

(10) In entspannter Rückenlage die Kopfgelenke bewusst machen und den Nacken öffnen

Diese Übung lege ich Ihnen besonders ans Herz. Sie tut besonders gut, sorgt für entspannte, sich längende Nackenmuskeln und befreite Atlasgelenke. Außerdem hilft sie, sich die Kopfgelenke und Halswirbelsäule mit den Nackenmuskeln bewusst zu machen. Die Rückenlage hat den Vorteil, dass man das Gewicht des Körpers an den Boden abgeben kann und sich am Anfang besser auf die feine Bewegung in den Kopfgelenken konzentrieren kann.

1. Legen Sie sich auf den Boden und stellen Sie die Beine auf. Legen Sie einen weichen Ball – zum Beispiel einen Redondo- oder Pilatesball – oder ein zusammengerolltes Handtuch unter den Schädelbasisbereich (nicht in den Nacken). Manche kommen auch mit einem kleinen Ball wie einem Tennisball zurecht. Die Arme liegen neben dem Körper.
2. Geben Sie zuerst das Gewicht des Rückens und der Arme an den Boden und das des Kopfes auf den Ball ab. Achten Sie darauf, dass die Schultern nicht hochgezogen sind. Lassen Sie mit jeder Ausatmung den Kopf in den Ball hineinsinken und spüren Sie, wie sich dabei die Nackenmuskulatur weitet und entspannt. Der Kopf ruht fast »schwebend« auf dem Ball und die Nackenmuskeln verlängern sich und »schmelzen« wie Eis in der Sonne. Die »Kufen« des Hinterhaupts sinken mehr und mehr in Richtung Boden und der Scheitel verlängert sich. Lassen Sie den Unterkiefer dabei gelöst und locker. Nehmen Sie sich dafür genügend Zeit.
3. Aus dieser Entspannung heraus lassen Sie eine kleine Wiegebewegung in den Kopfgelenken entstehen, solange Sie wollen. Dazwischen immer wieder nachspüren und den Kopf entspannt ruhen lassen.

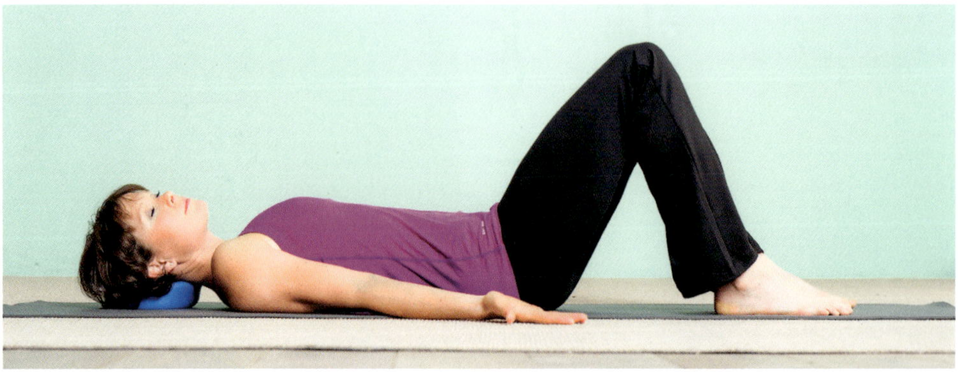

11 Ertasten der Halswirbelsäule

1. Erfühlen Sie die Halswirbelsäule, indem Sie den rechten Mittelfinger in die Kuhle in der unteren Mitte des Hinterkopfes legen und mit dem Zeigefinger der anderen Hand von dort über die Wirbelkörper der Halswirbelsäule bis zu dem hervorstehenden siebten Halswirbel gleiten. Wiederholen Sie diese ertastende Streichbewegung einige Male und nehmen Sie dabei Ihre Halswirbelsäule mit den einzelnen Wirbeln und auch in ihrer Ganzheit bewusst wahr.
2. Legen Sie den rechten Mittelfinger wieder in die Kuhle in der Mitte des Hinterkopfes. Die Finger der anderen Hand legen Sie auf die Dornfortsätze der Halswirbelkörper. Drücken Sie die Halswirbelsäule gegen die Finger dieser Hand nach hinten, einige Sekunden so halten, dann die Halswirbelkörper nach vorn gleiten lassen. Nehmen Sie dabei die Bewegung der Halswirbelsäule bewusst wahr – fühlen Sie, wie sie sich streckt und krümmt.
3. Gleiche Fingerstellung wie vorher, aber beugen Sie den Kopf einmal zur rechten, danach zur linken Seite. Nehmen Sie die seitliche Bewegung der Halswirbelsäule bewusst wahr.

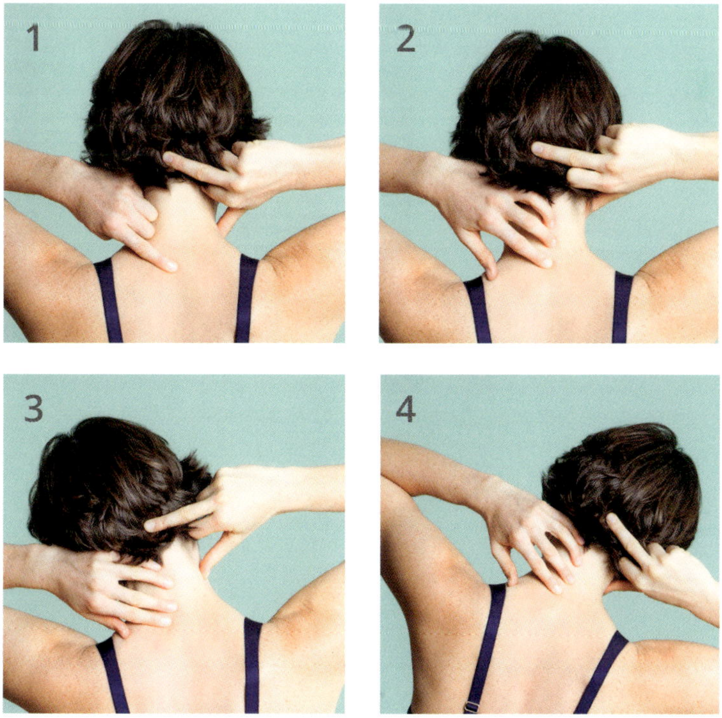

Dehnung und Entspannung

Dehnung bedeutet grundsätzlich die passive Verlängerung eines Muskels durch äußere Kräfte, damit dieser an Elastizität gewinnt. Schon allein durch die bewusste, geistige Entspannung (Relaxation) kann bei einem verkürzten Muskel ein Längenzuwachs erreicht werden.

Bei einem stark verkürzten Muskel sind allerdings intensivere Dehnungsübungen nötig. Dabei ist immer zu beachten, dass eine Muskelverlängerung weniger durch eine Erhöhung des Dehnungszuges zustande kommt als durch das Nachgeben des Muskels. Ganz wichtig dabei: Immer den Atem gelöst fließen lassen.

Verkürzte Muskeln entspannen

Über lange Zeit verkürzte, also dauerverspannte Muskulatur – häufig die Nackenmuskeln – lässt das Faszien-Bindegewebe verkleben und macht es ungeschmeidig. Die Muskelfasern verhärten. Dehnung, Bewegung und Relaxation lassen den Spannungstonus der Muskulatur sinken und sie weich und geschmeidig werden.

Ein verkürzter Muskel lässt keine freie Gelenkbewegung mehr zu. Bevor man jedoch ein sanftes Mobilisieren beginnt, sollten Verspannungen zuerst bewusst gemacht und dann gelöst werden. Dies hört sich allerdings leichter an, als es ist. Denn die Fähigkeit loszulassen und zu entspannen ist oftmals verlorengegangen. Stress und Leistungsdruck führen immer mehr zu innerlichen und muskulären Verspannungen. Häufig ist sogar der Atem angespannt, kurz und oberflächlich. So muss die Entspannung, genau wie das tiefe, gelöste (Durch-)Atmen, erst wieder gelernt werden.

Verspannte Muskeln sind in ihrer Elastizität vermindert. Verkürzte Muskeln führen dazu, dass das Gelenk, mit dem sie verbunden sind, wesentlich höheren Belastungen ausgesetzt ist. Entspannung und Dehnung erhöhen sowohl die Elastizität als auch den Stoffwechsel des Muskels, außerdem die Beweglichkeit des dazugehörigen Gelenks. Dehnen und Entspannen machen nicht nur beweglicher, sondern auch »freier«, weiter – in der Atmung, im Muskel, im Gelenk und im Kopf. Nerven und Blutgefäße werden weniger gedrückt und eingezwängt, sie erhalten mehr Platz und mehr Sauerstoff.

Entspannung heißt auch, sich das Schweregefühl eines Körperteils oder einer Körperregion bewusst zu machen. Das Erleben der Eigenschwere lässt das Körpergefühl entstehen und gilt als Voraussetzung zur Entspannung. Wenn wir lernen, die Schwere der Schulter zu fühlen, können wir sie und damit die erhöhte Anspannung dort loslassen. Es tut gut, so das Gewicht jedes Körperteils zu erleben und loszulassen. Schon allein durch diese Art der Relaxation wird ein Längenzuwachs des Muskels erreicht.

Sehr entspannend wirken auch Atemübungen. Man kann lernen, überallhin zu atmen, den Atem in alle Körperregionen und bis in die entfernteste Zelle zu »schicken«. Beim Dehnen wirkt der bewusste Atem unterstützend und macht die Übung leichter und effektiver. Das Beobachten des Atems entspannt zusätzlich.

Dehnungsmethoden

Beim Dehnen muss man berücksichtigen, dass der Muskel zunächst mit einer Kontraktion (Anspannung) reagiert, wenn er arbeitet oder in eine Dehnposition gebracht wird. Das Zusammenziehen ist ein Schutzreflex, der den Muskel vor Überdehnung und Rissen bewahrt. Bei richtigem Dehnen weicht diese anfängliche Kontraktion der Entspannung.

Passives statisches Dehnen

Dabei wird langsam bis zum möglichen Endanschlag (Schmerzgrenze) gedehnt und die Dehnungsstellung etwa 30 Sekunden oder auch mehr gehalten. Der anfängliche Dehnreiz wird während der Dehnung immer schwächer, denn die kontraktilen Elemente in den Muskelfasern geben mehr und mehr nach. Der Dehnreflex, der bei ruckartigem Federn sofort einsetzt und die Dehnung hemmt, wird nach etwa acht Sekunden ausge-

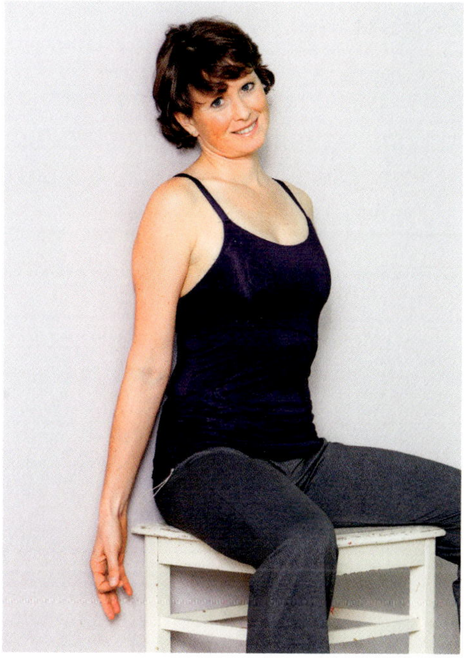

schaltet. Die Spannung lässt nach, und die Muskulatur wird weicher, was meistens als ein sanftes »Auseinanderfließen« des gedehnten Muskels wahrgenommen wird. Die Dehnung kann jetzt noch leicht verstärkt werden. Auch zu diesem Zeitpunkt darf kein Schmerz auftreten. Der Atem kann die Übung unterstützen.

Beispiel einer Nackendehnungsübung

1. Neigen Sie den Kopf zur rechten Seite und nehmen Sie die Dehnungsspannung der linken Nackenseite wahr. Lassen Sie mit der langsamen Ausatmung das Gewicht des Kopfes nach rechts unten noch mehr wirken. Geüb-

te können sich gleichzeitig auf die linke Schulter konzentrieren und diese mit der Ausatmung tiefer sinken lassen.

2. Auch die Augen können auf reflektorischem Wege die Wirkung noch verstärken: Nehmen Sie die gleiche Position wie im ersten Schritt ein. Schauen Sie dann beim Einatmen mit den Augen links hoch, beim Ausatmen rechts nach unten. Lassen Sie dabei das Gewicht des Kopfes wirken.

Aktives statisches Dehnen

Beim aktiven statischen Dehnen wird der Antagonist der zu dehnenden Muskulatur angespannt. Dadurch kommt es zu einer reflektorischen Hemmung des Agonisten, damit der sich kontrahierende Muskel besser arbeiten kann. Der Tonus des Agonisten wird gesenkt, sodass er leichter und effektiver dehnbar ist.

Postisometrische Relaxation

Diese Art des Dehnens wird auch einfach Anspannungs-Entspannungs-Dehnen genannt. Sie ist am effektivsten und erzeugt im gedehnten Muskel eine ausgeprägte Blutzirkulation und Erwärmung. Man macht sich die Erkenntnis zu eigen, dass sich ein zuerst maximal angespannter Muskel danach auch maximal entspannen lässt. In der Endstellung der Dehnung wird der verkürzte und jetzt gedehnte Muskel zunächst etwa sechs Sekunden lang maximal isometrisch angespannt, das heißt, ohne dass es zum Bewegungsausschlag beziehungsweise zur Verkürzung des Muskels kommt. Nach einer kurzen Entspannungszeit von etwa drei Sekunden in der gleichen Gelenkposition wird sanft noch etwas weiter gedehnt und die Endposition nochmals mindestens zehn Sekunden gehalten.

Kräftigung

Muskeln, die in Relation zu ihrer Kapazität überbelastet sind – häufig die Schulter- und Nackenmuskeln –, verspannen leicht. Sie müssen deshalb zuerst gelöst, aber dann auch gekräftigt werden. Genauso verhält es sich mit Muskeln, die in der Relation zu ihren Gegenspielern zu schwach ausgebildet sind. Dabei handelt es sich oft um die Hals-, aber auch die Bauchmuskeln, im Gegensatz zu den eher verkürzten und verspannten Nacken- oder Lendenmuskeln. Wenn ein Muskel gekräftigt wird, zieht er sich zusammen (Kontraktion). Die Verkürzung der Muskeln wirkt auf die Knochen und kann diese bewegen. Muskeln wirken als Agonisten (Beuger) und Antagonisten (Strecker) auf Gelenke. Verkürzt sich der eine auf einer Knochenseite, zum Beispiel die hintere Nackenmuskulatur oder die Kreuzmuskulatur, verlängert sich automatisch die gegenüberliegende Muskulatur auf der anderen Knochenseite.

Muskeln können auf isotonische und auf isometrische Weise gekräftigt werden.

Wirkungsvoller für das Training der Haltemuskeln sind die isometrischen Spannungsübungen, die in den Programmen für die Hals-, Nacken- und Schultermuskeln verstärkt zum Einsatz kommen. Es ist wissenschaftlich erprobt und erwiesen, dass sie innerhalb kurzer Zeit am intensivsten wirken. Am idealsten ist die Kombination von isometrischen Übungen und Dehnungsübungen, wie sie im Übungsteil (ab Seite 61) zu finden ist.

Isometrische Spannungsübungen

Bei isometrischen Spannungsübungen wird ein Muskel gegen einen Widerstand, zum Beispiel gegen die eigene Hand oder einen Gegenstand, langsam, nicht ruckartig, aber kräftig angespannt. Dadurch werden zum einen Muskelverspannungen verhindert, zum anderen möglichst viele Muskelfasern aktiviert. Außerdem fällt es nach einer kräftigen Muskelanspannung leichter, den Muskel zu beherrschen, ihn wahrzunehmen und zu entspannen. Letzteres macht man sich bei manchen Entspannungsmethoden zu eigen: Nach einer kräftigen Muskelanspannung kann auch die Entspannung intensiver erfolgen.

Isometrische Muskelanspannung bedeutet statische Haltearbeit, bei der ein Muskel lediglich Spannung entwickelt, ohne dass es zu einer Längenveränderung kommt oder eine Gelenkbewegung stattfindet. Die Kraftausdauer unserer Haltemuskeln kann dadurch beträchtlich verbessert werden. Besonders bewährt haben sich die isometrischen Übungen zwischendurch als Ausgleich bei den im Alltag oft notwendigen Zwangshaltungen des Kopfes, aber auch bei allen Hals-, Nacken- und Schultergürtelproblemen sowie bei Ermüdung, Schmerzen und Durchblutungsstörungen im Kopfbereich.

Die Muskelanspannung wird sechs bis zehn Sekunden aufrechterhalten. Währenddessen soll normal und fließend weitergeatmet werden. Bei Anfängern besteht immer die Gefahr, den Atem mit der

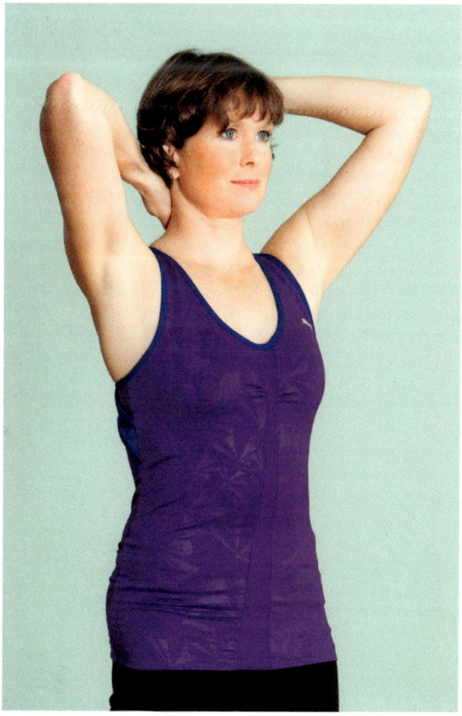

Bei isometrischen Spannungsübungen wird ein Muskel gegen einen Widerstand angespannt.

Muskelanspannung anzuhalten oder zu pressen. Deshalb unbedingt auf das ruhige Weiteratmen achten! Dabei bewusst die Anspannung empfinden. Danach die Spannung loslassen und die Entspannung bewusst erleben. Wiederholen.

Was Sie beim Üben beachten sollten

- Beginnen Sie immer mit Lockerungsübungen, vielleicht zu Musik.
- Achten Sie auf eine rückenfreundliche Ausgangsstellung, also zum Beispiel aufrechtes Sitzen oder Stehen.
- Den Atem während des Übens gleichmäßig fließen lassen.
- Nehmen Sie sich Zeit für die einzelne Übung. Bei Zeitmangel die Anzahl der Übungen reduzieren. Jede Übung langsam und bewusst ausführen.
- Nie zerren!
- Nie über die Schmerzgrenze hinausgehen. Bei Beschwerden abbrechen.
- Die Übungen konzentriert und wahrnehmend ausführen. Horchen Sie in sich hinein und erspüren Sie, was in Ihrem Körper geschieht: während der Kräftigung, der Dehnung und auch während der Entspannung.
- Nehmen Sie sich genügend Zeit, einer Übung nachzuspüren: Hat sich etwas im betreffenden Körperbereich geändert? Wie fühlt dieser sich jetzt an? Wie war das Gefühl vor der Übung?
- Bedenken Sie: Bei Kräftigungsübungen kann die Anspannung durch eine tiefe Ausatmung unterstützt werden.
- Die stärkste Dehnung ist während der Ausatmung möglich. Lenken Sie Ihre Aufmerksamkeit auf die gedehnte Körperstelle und atmen Sie dorthin ein. Stellen Sie sich beim Ausatmen vor, wie der gedehnte Muskel mit den Faszien loslässt, weich wird und entspannt.
- Eine gute Entspannung wird am besten durch eine ruhige, langsame und tiefe Atmung erreicht. Beim ruhigen Ausatmen entspannen sich die Muskeln und beruhigt sich das Nervensystem.

Programm 1 im Sitzen oder Stehen

Diese Übungen werden im Sitzen oder Stehen ausgeführt, ohne weitere Hilfsmittel. Zum Sitzen eignet sich ein Stuhl oder ein großer Sitzball.

(1) Lockerung und Wahrnehmung

1. **Lockerung:** Schütteln Sie die Schultern locker und schnell aus, indem Sie sie rasch hochziehen und wieder fallen lassen. Das lockert nicht nur, sondern regt auch die Durchblutung an. Schlenkern Sie mit den Armen herum wie ein Hampelmann. Lockern Sie sich, solange Sie wollen, sitzen oder stehen sie danach gelöst und spüren Sie der Übung nach. Sind die Schultermuskeln nicht wunderbar warm geworden? Fühlen sie sich jetzt leichter an? Besonders wirkungsvoll ist diese Übung beim Hüpfen auf einem Sitzball.
2. **Wahrnehmung:** Ziehen Sie die Schultern nun bewusst hoch in Richtung Ohren, aber ohne die Armmuskeln zu benutzen. Spüren Sie die Anspannung in der Muskulatur. Lassen Sie dann die Schultern schwer fallen und nehmen Sie die Entspannung im Schulter- und Nackenbereich wahr. Der Atem geht dabei ruhig und gelöst.

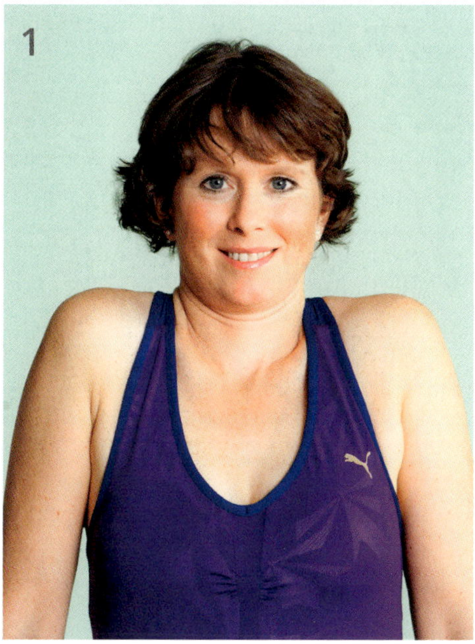

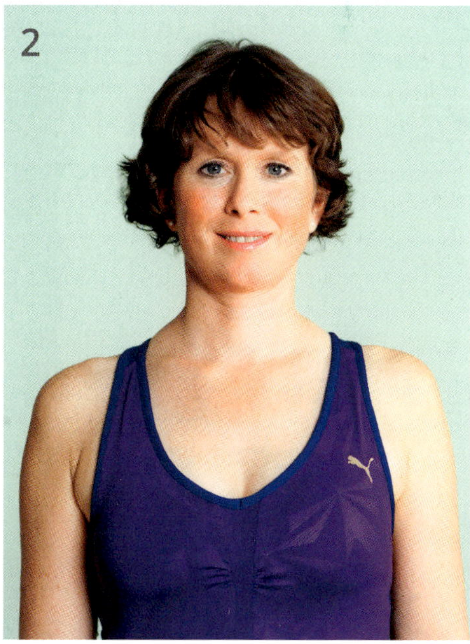

2 Massage

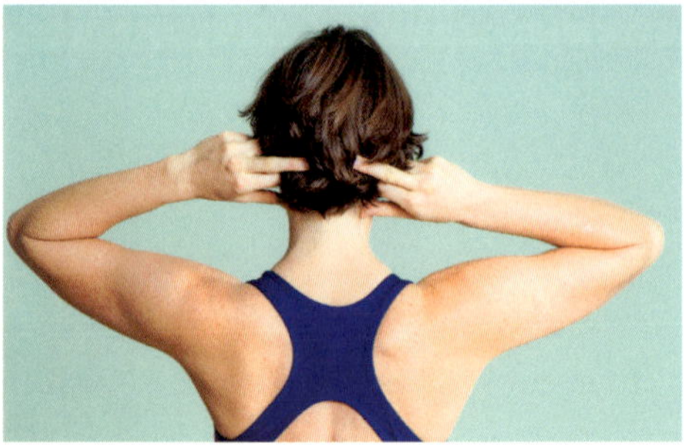

1. Legen Sie die Mittel- oder Zeigefinger beider Hände an den Haaransatz neben der Wirbelsäule. Dann streichen Sie mit etwas Druck neben der Wirbelsäule entlang von oben nach unten bis zu den Schultern und dann nach außen in Richtung Schultergelenk. Wiederholen, sooft Sie wollen.
2. Wiederholen Sie die Übung, aber streichen Sie mit Kreisbewegungen von oben nach unten. Eine Übung, die oft wiederholt werden kann und sollte.
3. Streichen Sie am Schädelbasisknochen entlang mit den Fingern von der Hinterkopfmitte nach außen in Richtung Ohren.

3 Haltung

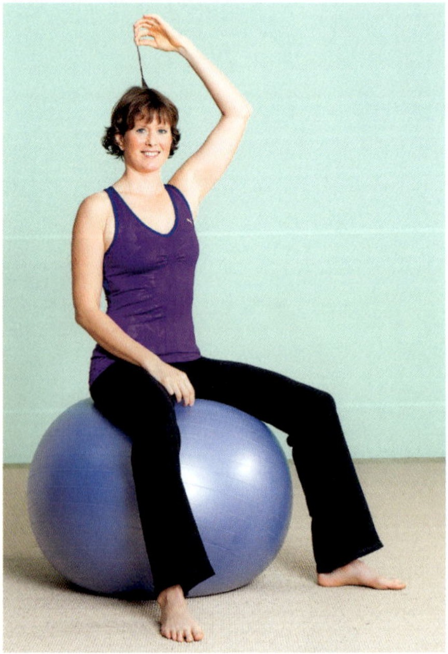

1. Sie sitzen auf einem Stuhl oder auf dem Sitzball. Stellen Sie sich vor, Sie wären eine Marionette und aus der Mitte Ihres Schädeldaches ragt ein Faden, der Sie nach oben zieht. Wenn Sie wollen, können Sie die ersten Male eine Haarsträhne zwischen die Finger nehmen und leicht daran ziehen. Beobachten Sie, wie die Halswirbelsäule und Ihr gesamter Rücken sich strecken.
2. Verbleiben Sie 6 bis 10 Sekunden in der Streckung, dann gelöst nachgeben, aber nicht zusammensinken.

Achtung

Nicht das Kinn hochstrecken, und auch die Schultern unten lassen. Ein Spiegel hilft beim Korrigieren.

4 Kräftigung

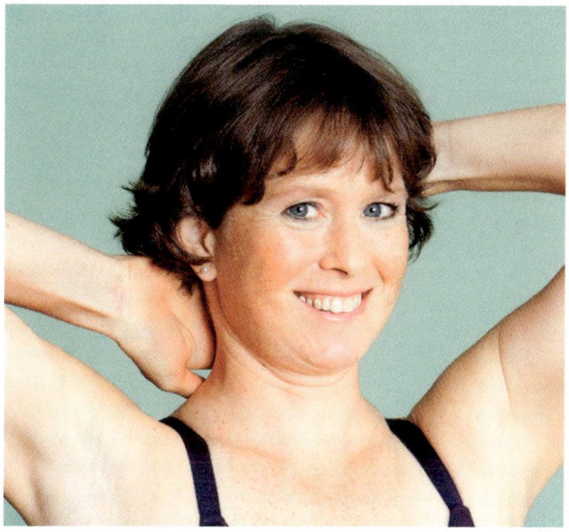

1. Legen Sie beide Hände verschränkt an den Hinterkopf oder eine Hand an den Hinterkopf, die andere zur Abstützung an die Halswirbelsäule. Drücken Sie den Hinterkopf 6 bis 10 Sekunden fest gegen die Hand, danach locker lassen.
2. Führen Sie die Übung 4- bis 6-mal durch. Spüren Sie dabei die Dehnung in der Halswirbelsäule.

5 Dehnung und Kräftigung

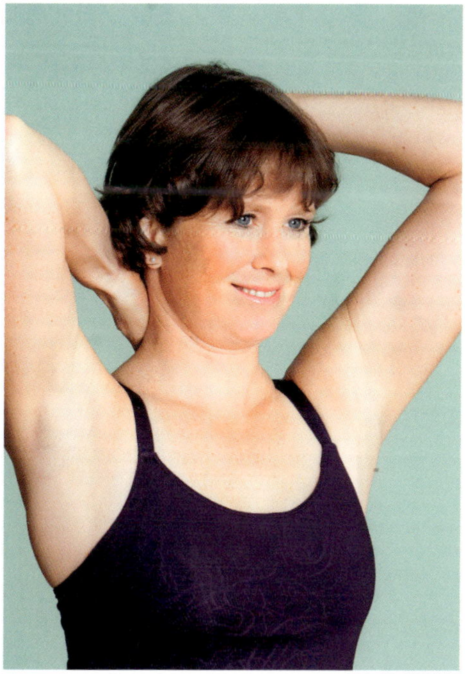

1. Halten Sie Ihre Hände wie bei Übung 4, allerdings wird der Kopf vorgebeugt. Spüren Sie die Dehnung, aber drücken Sie nicht den Kopf nach unten. Drücken Sie den Hinterkopf etwa 6 Sekunden lang gegen die Hand, ohne dass eine Bewegung stattfindet.
2. Lassen Sie locker und gehen Sie anschließend noch einmal in die Dehnung. Lassen Sie dabei nur das Gewicht der Hand wirken, nicht etwa ziehen oder zerren. Heben Sie nach einigen Wiederholungen den Kopf an und spüren Sie dem sich einstellenden gelösten und weiten Gefühl nach.

6 Mobilisation

1. Legen Sie einen Finger in die Kuhle am Hinterkopf. Versuchen Sie nun, den Finger zurückzuschieben, indem Sie das Kinn zurückschieben. Lassen Sie die Spannung kurz los, bevor Sie wieder anspannen.
2. Schieben Sie auf diese Weise Kinn und Finger einige Male zurück und lassen Sie wieder los. Versuchen Sie dabei, sich in das obere Kopfgelenk und die oberen Wirbel hineinzufühlen. Spüren Sie danach gelöst der Lockerung nach.

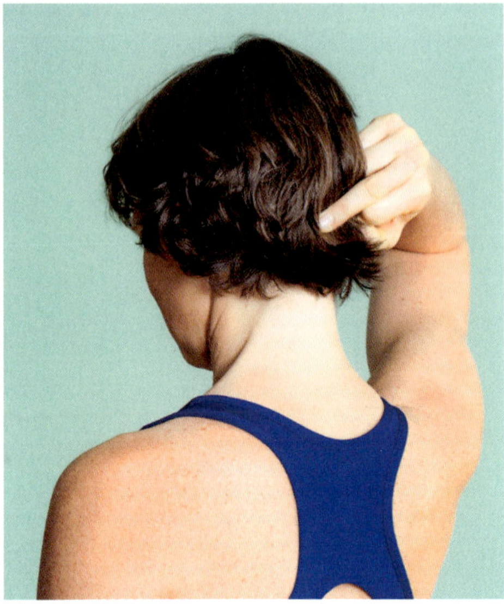

7 Lockerung der Kopfgelenke durch Akupressur

Durch diese Übung können schmerzhafte, verspannte Stellen in diesem empfindlichen Nackenbereich gelöst werden. Nehmen Sie sich nach all diesen kleinen, verspannungslösenden Übungen auch viel Zeit zum Nachspüren. Währenddessen wird sich die Lösung und Entspannung vertiefen.

1. Legen Sie die Mittelfinger beider Hände in die kleinen Vertiefungen unter dem Schädelbasisknochen zwischen Ohr und Halswirbelsäule. Drücken und kreisen Sie 10 bis 30 Sekunden auf der Stelle.

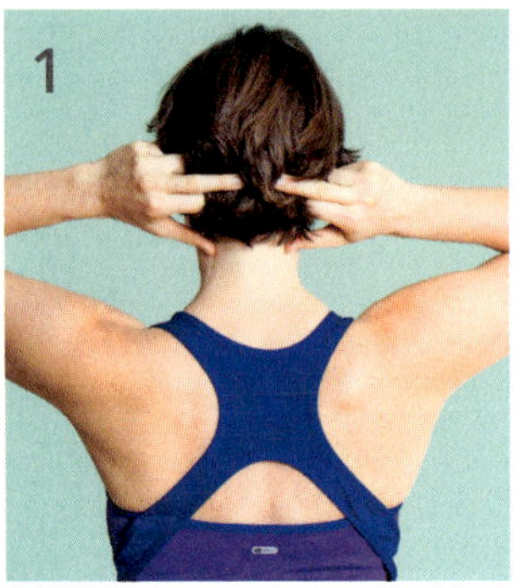

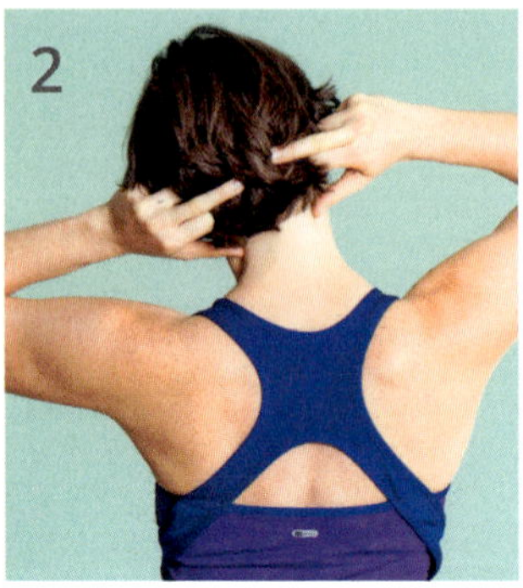

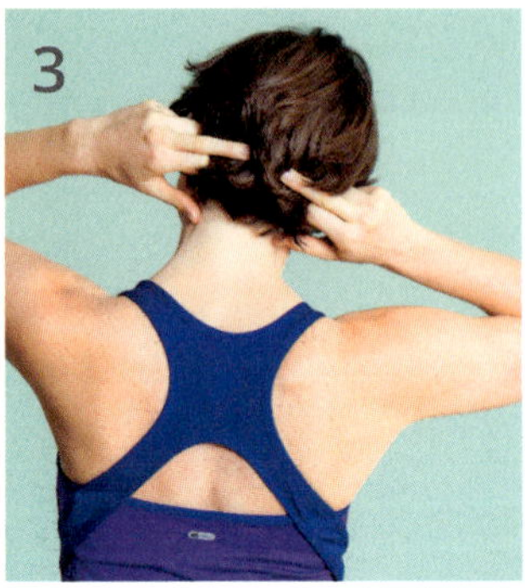

2. Legen Sie dann die Hände entspannt auf den Oberschenkeln ab und spüren Sie nach. Dann wiederholen.

Varianten

1. Halten Sie die Finger wie zuvor beschrieben auf dem Akupressurpunkt und machen Sie ganz kleine Nickbewegungen auf und ab. Stellen Sie sich vor, wie die Nasenspitze bei dieser kleinen Bewegung mit auf und ab wandert. Mit dieser wirkungsvollen Übung können Blockaden in diesem meist sehr verspannten oberen Nackenbereich gelöst werden.
2. Halten Sie die Fingerkuppen der Mittelfinger wie zuvor angegeben auf den Akupressurpunkten und drücken Sie in kleinen, schnellen »puschenden« Bewegungen nach oben gegen den Schädelbasisknochen.
3. Die gleiche Fingerhaltung wie zuvor einnehmen, jedoch den Kopf ein klein wenig hin und her drehen, als ob Sie »Nein« sagen wollten.
4. Führen Sie diese Übungen dann auch ohne das Anlegen der Mittelfinger aus und lassen Sie die Hände bequem im Schoß ruhen. Erspüren Sie dabei die kleinen, feinen Bewegungen in den obersten Halswirbelsäulen-Kopfgelenken.

8 Massage der kleinen Nackenmuskeln

1. Legen Sie wieder beide Mittelfinger in die kleinen Vertiefungen zwischen Ohren und Halswirbelsäule. Drücken Sie dann mit beiden Mittelfingern nach oben gegen den Schädelbasisknochen und drücken und kreisen Sie auf der Stelle. Nach sechs bis zehn Sekunden wandern Sie dann mit den Mittelfingern ein kleines Stückchen weiter Richtung Ohren. Konzentrieren Sie sich ganz auf das Drücken und Kreisen und auf die Wirkung dieses Massage- beziehungsweise Akupressurgriffs auf die Muskeln in diesem sehr empfindlichen Bereich. Wandern Sie immer ein wenig weiter nach außen und behandeln Sie so verschiedene Stellen.
2. Schütteln Sie danach die Hände aus und legen Sie sie entspannt auf den Oberschenkeln ab. Entspannen Sie auch die Schultern. Spüren Sie der Übung solange Sie wollen nach, dann wiederholen.

Programm 2 im Sitzen auf dem Hocker

Sie sitzen auf einem Hocker vor einer Wand, wobei der Hocker ganz an die Wand geschoben ist.

1 Lösung und Lockerung der Schultermuskulatur und des Schultergürtels

1. Setzen Sie sich aufrecht auf einen Hocker vor eine Wand oder stellen Sie sich hin.
2. Winkeln Sie dann die Ellenbogen an und boxen Sie abwechselnd mit der rechten und linken Faust zuerst nach vorn, dann zur Seite und auch diagonal nach oben.

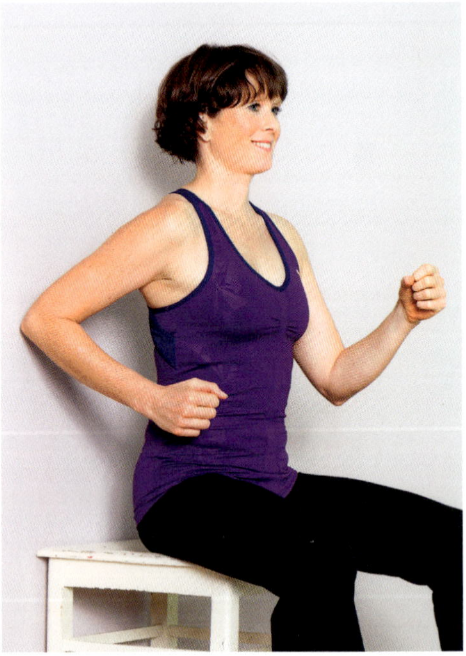

Variante

Winkeln Sie die Unterarme an und pendeln Sie beide Ellenbogen nah am Körper vorbei vor und zurück. Den Atem dabei gelöst fließen lassen und die Schultern nicht hochziehen.

2 Wahrnehmungsübung für die Halswirbelsäule

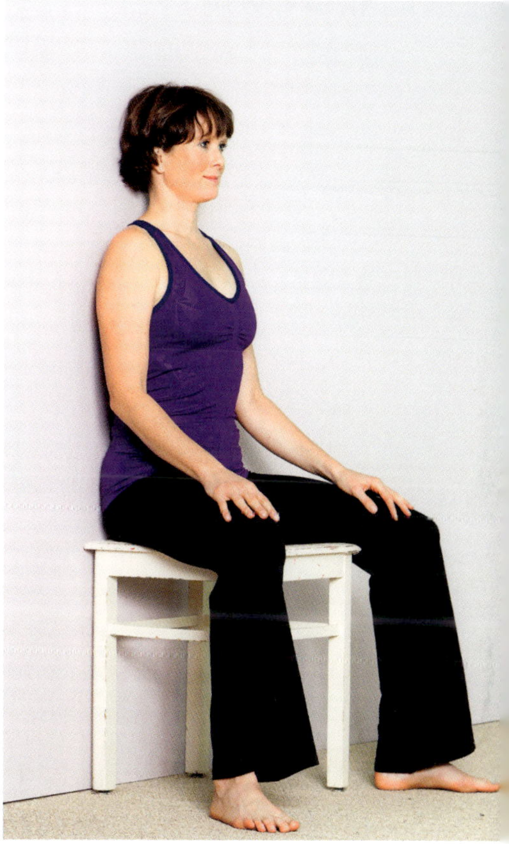

1. Setzen Sie sich auf den Hocker vor die Wand, sodass Sie mit dem Gesäß die Wand berühren, sich also ganz zurücksetzen. Die Hände liegen locker auf den Oberschenkeln; der Schulterbereich sollte gelöst sein, aber die Schultern nicht vorhängen. Drücken Sie den unteren Rücken fest gegen die Wand, sodass sich das Hohlkreuz auflöst und der Rücken an die Wand schmiegt. Spüren Sie, wie Sie dazu die Bauchmuskeln anspannen müssen?
2. Legen Sie zuerst einen Zeigefinger an das Kinn und schieben Sie dann das Kinn waagerecht, wie auf einer Schiene, nach vorn und danach so weit wie es geht nach hinten in Richtung Wand. Nehmen Sie wahr, wie sich die Halswirbelsäule nach vorn durchbiegt, wenn Sie das Kinn vorschieben und wie sie lang wird, wenn Sie das Kinn zurücknehmen. Achten Sie in Zukunft darauf, das Kinn nicht zu weit vorzuschieben und schon gar nicht, vorn anzuheben.
3. Der Zeigefinger ist zunächst eine kleine Hilfestellung; führen Sie die Übung anschließend ohne seine Unterstützung aus. Schieben Sie das Kinn weit vor und zurück und lassen Sie dann diese Bewegung immer kleiner werden, bis der Kopf in seiner Mittelstellung ist. Dann sitzt er genau richtig auf den Kopfgelenken. Machen Sie sich diese Haltung bewusst. Sie sollten sie im Alltag immer wieder einnehmen, egal ob Sie einen Einkaufsbummel in der Stadt machen oder im Büro am Schreibtisch sitzen.

Tipp

Vielleicht fällt es Ihnen schwer, das hohle Kreuz gegen die Wand zu drücken. Etwas leichter geht es, wenn man dabei die Fersen schräg nach vorn in den Boden stemmt.

3 Haltung und Dehnung

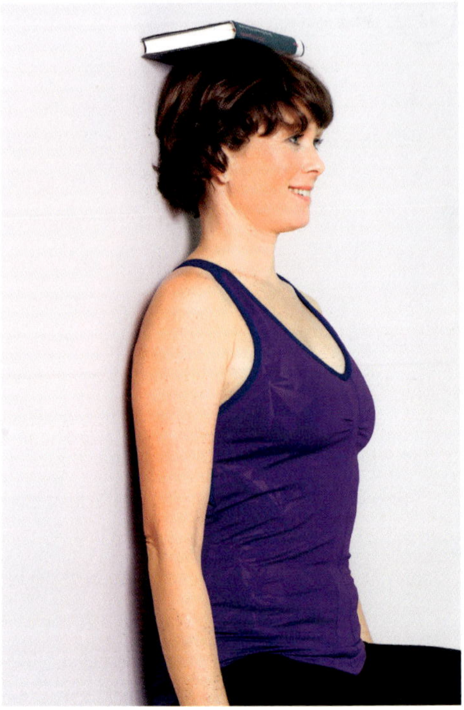

1. Nehmen Sie die gleiche Ausgangsstellung wie bei der vorherigen Übung ein. Schieben Sie das Kinn zuerst ein wenig zurück in Richtung Wand und den Hinterkopf in Richtung Decke. Denken Sie an die Gleit-Roll-Bewegung der Gelenkrollen auf den Atlasgrübchen.
2. Nehmen Sie die Dehnung und »Längung« im Nackenbereich bewusst wahr. Spüren Sie, wie der dehnende Zug nicht nur durch den Halsbereich, sondern durch die ganze Wirbelsäule geht? Halten Sie die Dehnung 6 bis 12 Sekunden und atmen Sie dabei entspannt weiter. Dann lösen, aber nicht zusammensinken. 4- bis 6-mal wiederholen.

Tipp

Als kleine Hilfe können Sie sich ein Buch auf den Kopf legen und es in Richtung Decke schieben. Wichtig: Die Schultern dabei nicht nach oben ziehen.

4 Kräftigung

1. Nehmen Sie die gleiche Sitzhaltung wie bei Übung 2 ein. Drücken Sie wiederum das Kreuz und auch die Schultern gegen die Wand.
2. Schieben Sie dann das Kinn waagerecht zurück und den Hinterkopf hoch, sodass Nacken und Halswirbelsäule lang werden.
3. Halten Sie die Spannung 6 bis 10 Sekunden. Dann entspannen, aber nicht zusammensinken. 4- bis 6-mal wiederholen. Stellen Sie sich während der Übung vor, dass die Halswirbelsäule nach oben immer länger wird, die Schultern dagegen immer schwerer.

5 Haltung

1. Führen Sie die gleiche Übung wie zuvor aus, lassen Sie jedoch beide Arme seitlich herabhängen und legen Sie sie dann leicht geöffnet so an die Wand, dass die Handflächen nach vorn zeigen.
2. Spannen Sie zuerst die Bauchmuskeln an und drücken Sie die Arme nach hinten gegen die Wand, wobei Sie gleichzeitig die Schulterblätter etwas zur Wirbelsäule ziehen. Dadurch werden die oberen Schultergürtelmuskeln, die für die Stabilisierung der Halswirbelsäule wichtig sind, aktiviert. Schieben Sie gleichzeitig den Scheitel des Kopfes nach oben Richtung Decke und die Schultern und Fingerspitzen nach unten in Richtung Boden. Halten Sie die Spannung 6 bis 10 Sekunden und atmen Sie dabei gelöst weiter.

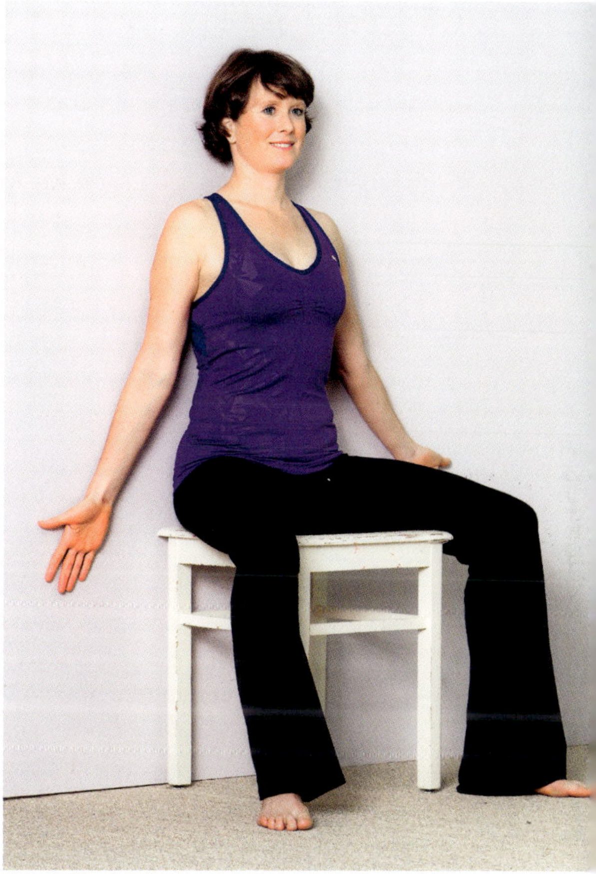

Variante

Sie können diese Übung auch stehend mit dem Rücken zu einer Wand ausführen. Die Füße stehen eine Fußlänge von der Wand entfernt, die Knie sind leicht gebeugt, nicht überstreckt.

6 Dehnung

Diese »klassische« Dehnungsübung, die sich besonders auf angespannte Schulter- und Nackenmuskeln positiv auswirkt, welche den Kopf zur Seite neigen und die Schultern hochziehen, kann überall – gerade auch zwischendurch am Schreibtisch – ausgeführt werden. Das Üben an einer Wand führt automatisch zur richtigen, aufrechten Haltung. Wichtig dabei ist, das Kinn sanft zum Körper heranzuziehen, um eine zu hohle Halswirbelsäule zu vermeiden. Das Ohr wird in Richtung der Schulter bewegt, nicht die Schulter zum Ohr. Die gegengleiche Schulter schiebt sich dabei nach unten Richtung Boden.

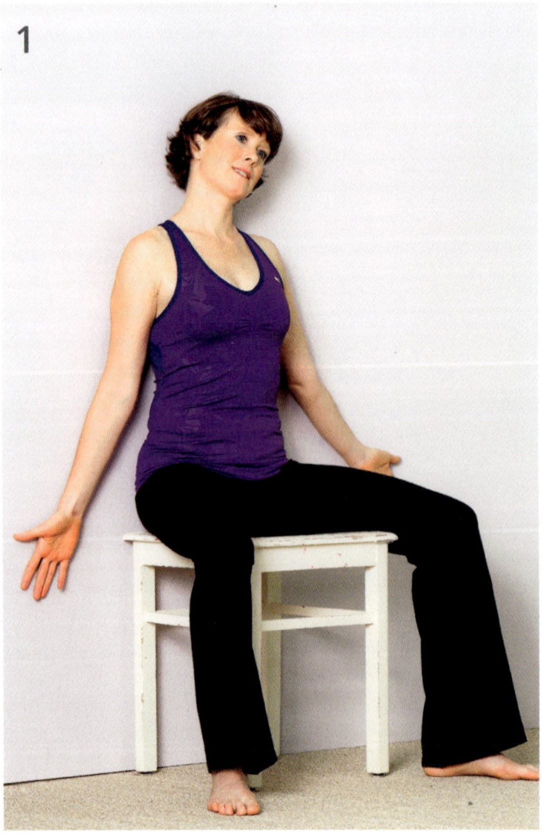

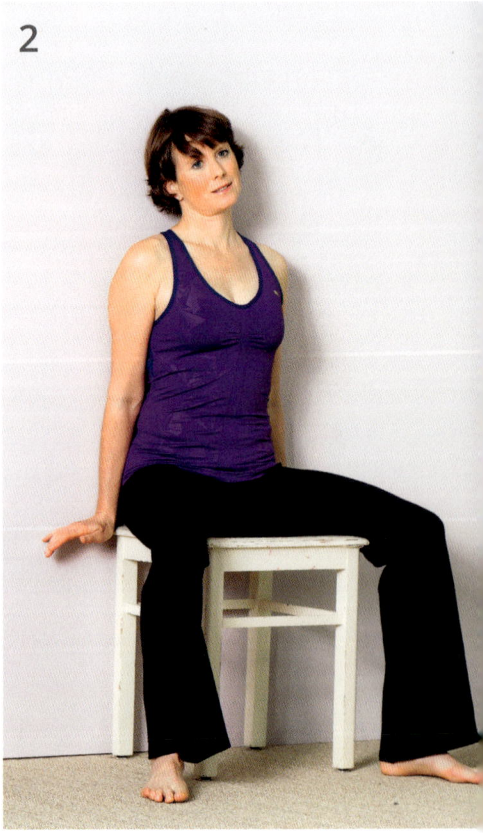

1. Nehmen Sie wiederum die gleiche Sitzhaltung nah vor einer Wand ein. Schieben Sie wie bei Übung 3 den Scheitel nach oben sowie die Fingerspitzen und die Schultern nach unten. Ziehen Sie beide Schulterblätter etwas nach innen Richtung Wirbelsäule.
2. Nachdem Sie zuerst die Halswirbelsäule »lang gezogen« haben, neigen Sie jetzt den Kopf zur rechten Seite, sodass sich das rechte Ohr der rechten Schulter nähert. Ziehen Sie dabei die Schulter nicht hoch. Senken Sie das Kinn in dieser Haltung ein wenig Richtung Brustbein. Spüren Sie die Dehnung in der linken seitlichen Nackenseite. Halten Sie die Dehnspannung 15 bis 30 Sekunden und atmen Sie dabei gelöst weiter.
3. Heben Sie dann den Kopf langsam an, bis er wieder aufrecht auf der Wirbelsäule ruht. Einen Moment nachspüren. Seite wechseln. Jede Seite 2- bis 3-mal dehnen.

Varianten

1. Gleiche Übung wie zuvor ausführen mit anderer Handhaltung (siehe Abbildung 2): Beugen Sie das Handgelenk der rechten Hand, sodass die Handfläche nach unten und die Fingerspitzen nach außen zeigen. Machen Sie zuerst den Nacken lang und neigen Sie dann den Kopf zur linken Seite, wobei sich die rechte Handfläche gleichzeitig nach unten in Richtung Boden schiebt. Erspüren Sie die Dehnung im gesamten rechten Schulter- und Nackenbereich. Nach 10 bis 20 Sekunden den Kopf anheben und beide Hände in den Schoss legen. Einen Moment nachspüren und den Muskeln Zeit lassen, die Dehnung zu »verarbeiten«. Dann die Seite wechseln. Jeweils 2- bis 4-mal wiederholen.
2. Sie können diese Übung auch stehend mit dem Rücken zu einer Wand ausführen. Die Füße sind eine Fußlänge von der Wand entfernt, die Knie leicht gebeugt, nicht überstreckt.

7 Mobilisation und Blockaden lösen

1. Sie sitzen oder stehen mit dem Rücken vor einer Wand. Heben Sie beide Arme schulterhoch seitlich an und legen Sie die Ellenbogen an die Wand; die Unterarme zeigen nach oben und die Handflächen nach vorn. Der Blick ist geradeaus gerichtet. Drücken Sie zuerst das Kreuz, dann die Arme gegen die Wand und schieben Sie den Scheitel des Kopfes nach oben.
2. Jetzt drehen Sie den Kopf zur rechten Seite, wobei der Hinterkopf die Wand nicht ganz berührt, sondern ein wenig (etwa 2 Zentimeter) von ihr entfernt ist. Drehen Sie den Kopf so weit, wie es Ihnen leicht möglich ist, und schauen Sie zur rechten Hand. Diese Bewegung übernimmt der Axis, der zweite Halswirbel. Halten Sie die Drehung 6 bis10 Sekunden. Bewegen Sie dann den Kopf gelöst zurück und senken Sie die Arme. Kurz entspannen.
3. Führen Sie die Übung entsprechend zur anderen Seite aus; jede Seite 2- bis 4-mal.

Variante

Drehen Sie wie oben den Kopf zur Seite. Schauen Sie dann zuerst mit den Augen nach oben zur Decke. Der Kopf folgt dieser Bewegung ein wenig, jedoch nicht zu stark. Senken Sie danach das Kinn und schauen Sie mit den Augen zum Schultergelenk. Verharren Sie in dieser Position 10 bis 20 Sekunden, atmen Sie dabei aber gelöst weiter. Heben und senken Sie danach den Kopf wieder kurz und leicht wie oben beschrieben. Verharren Sie in der gesenkten Position und spüren Sie nach. Führen Sie anschließend die Übung zur anderen Seite aus. Achten Sie darauf, dass die Schultern nicht hochgezogen werden. Diese Übung wirkt auf die oberen Halswirbelgelenke mobilisierend und löst Blockaden. Führen Sie die gleiche Übung auch mit herunterhängenden Armen aus.

Stellen Sie sich bei der Auf- und Abbewegung des Kopfes eine senkrechte Achse durch die Nasenspitze vor. Die Nase bewegt sich an ihr nach oben und unten.

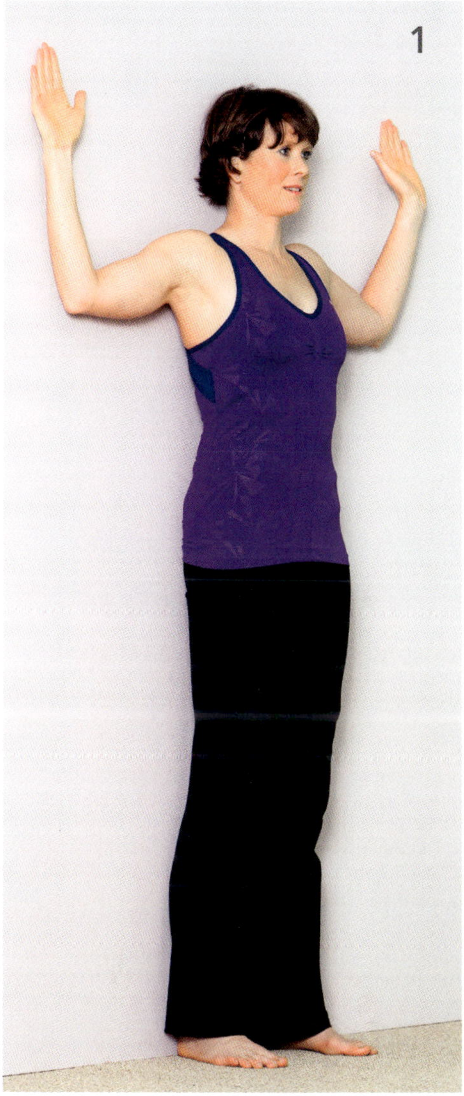
1

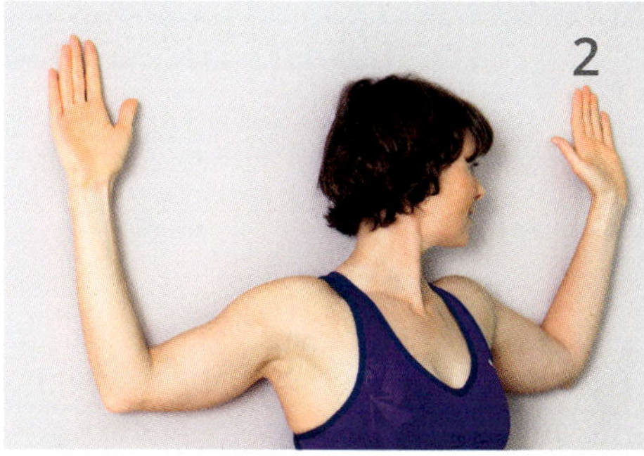
2

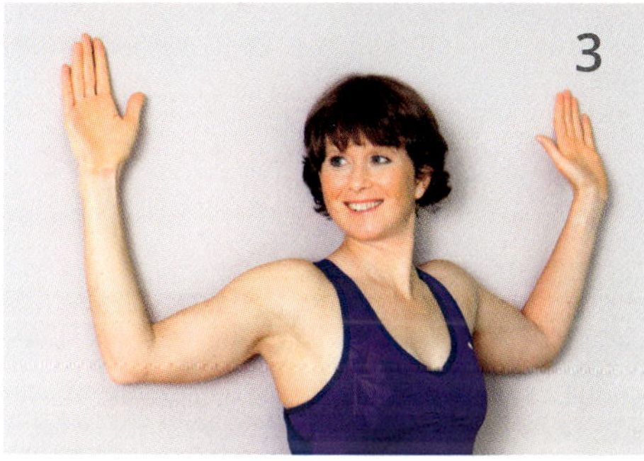
3

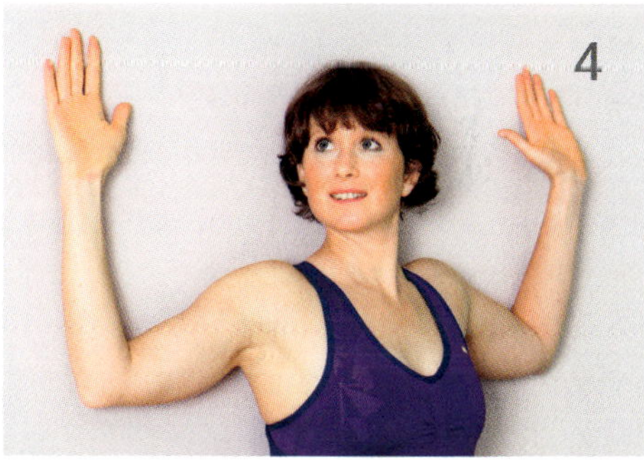
4

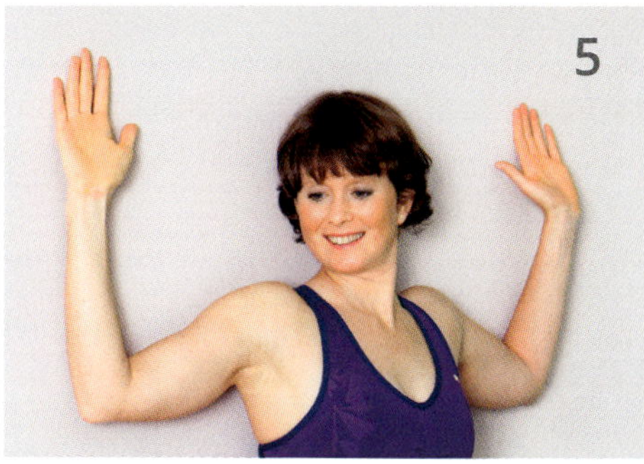
5

Programm 3 im Sitzen oder Stehen

Sie üben im Sitzen oder Stehen. Zum Sitzen können Sie einen Stuhl oder Hocker benutzen, gegebenenfalls am Tisch.

Lockerungsübung zum Aufwärmen

1. Wenn Sie stehen, sollten die Füße etwa hüftbreit auseinander stehen. Die Knie dabei nicht ganz durchdrücken, sondern locker stehen: Schwingen Sie dann die Arme gelöst gegengleich vor und zurück. Wenn der rechte Arm vorn ist, schwingt der linke Arm zurück und umgekehrt.
2. Spüren Sie die Lockerung und Lösung in den Schultergelenken und in der Schulter-Nacken-Muskulatur. Führen Sie diese Lockerungsübung ruhig 30 bis 180 Sekunden aus. Halten Sie ab und zu inne und spüren Sie entspannt nach.

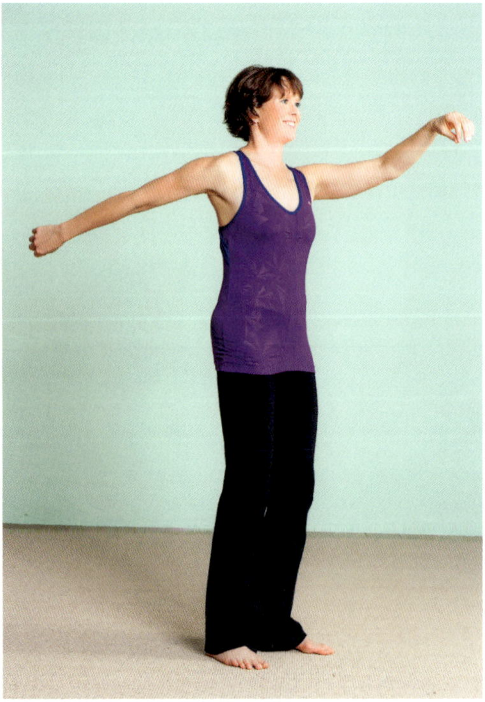

1 Massage und Lockerung

1. **Massage:** Streichen Sie zunächst Hals und Nacken bis über die Schulter aus, von oben nach unten, wie Sie es im ersten Übungsprogramm bei Übung 2 gelernt haben.
2. **Lockerung:** Legen Sie die linke Hand über die rechte Schulter und ertasten Sie mit den Fingern den Schultermuskel. Ziehen Sie ihn zwischen Fingern und Daumenballen hoch – dabei dürfen Sie ruhig etwas fester zugreifen –, also von der Schulter weg, und halten Sie ihn 4 bis 6 Sekunden so abgehoben. Dann lassen Sie ihn sanft zurückgleiten und spüren eine Weile der Entspannung nach. 3- bis 4-mal wiederholen. Als Variation kann diese Übung auch schneller ausgeführt werden, indem Sie den Muskel im raschen Wechsel abziehen und loslassen. Klopfen Sie mit den Fingerkuppen der rechten Hand den gegengleichen Schultermuskel aus und umgekehrt.
3. Spüren Sie der Empfindung nach – wie fühlt sich dieser Bereich jetzt an?

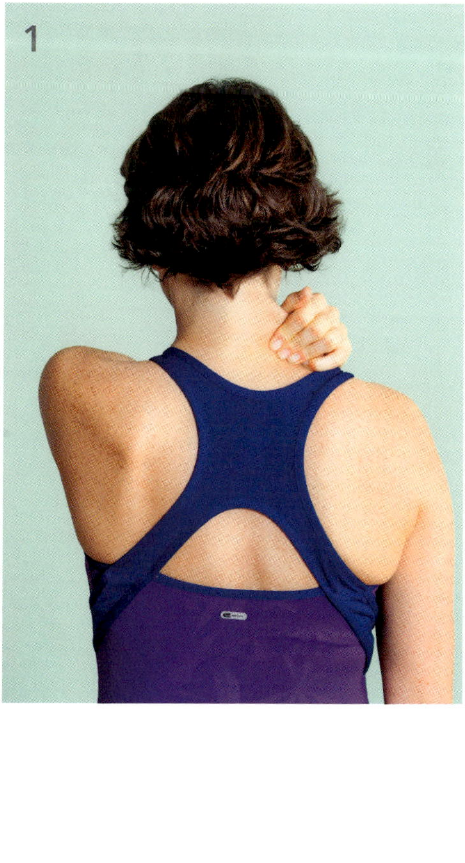

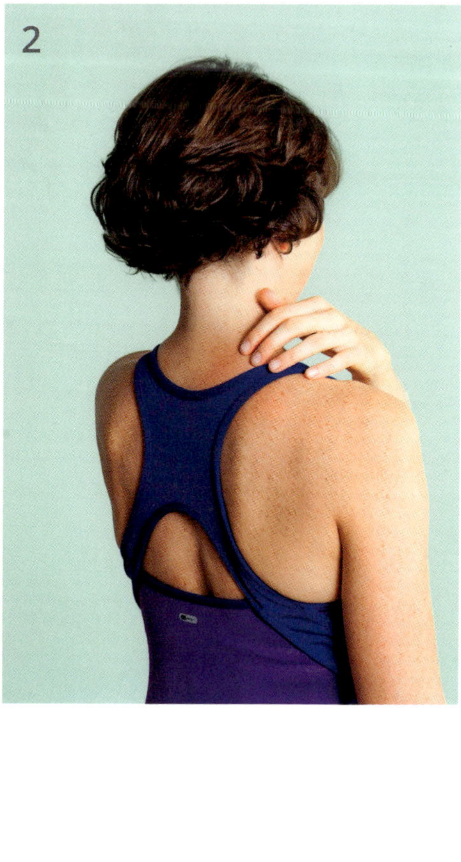

② Wahrnehmung und Entspannung

1. Ziehen Sie im Sitzen oder Stehen beide Schultern nach oben in Richtung Ohren und spüren Sie dabei die Anspannung in den Schultermuskeln ganz bewusst.
2. Lassen Sie dann die Schultern schwer fallen und entspannen Sie die Schultermuskulatur. 4- bis 6-mal wiederholen. Spüren Sie nach, wie sich die Entspannung über den gesamten Schultergürtel und Nackenbereich ausbreitet. Lassen Sie während dieser Übung den Atem gelöst fließen; nicht anhalten.

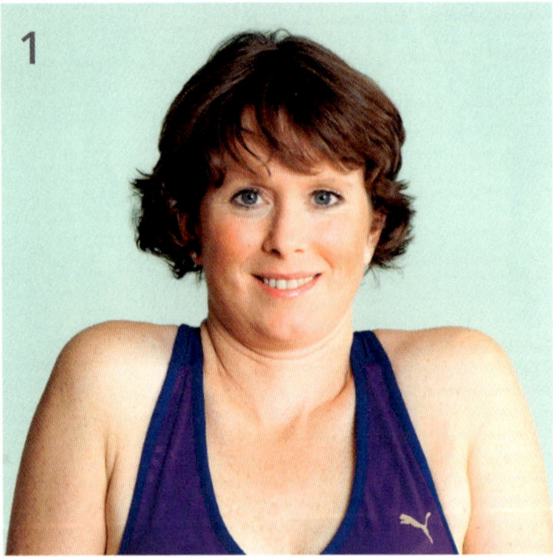

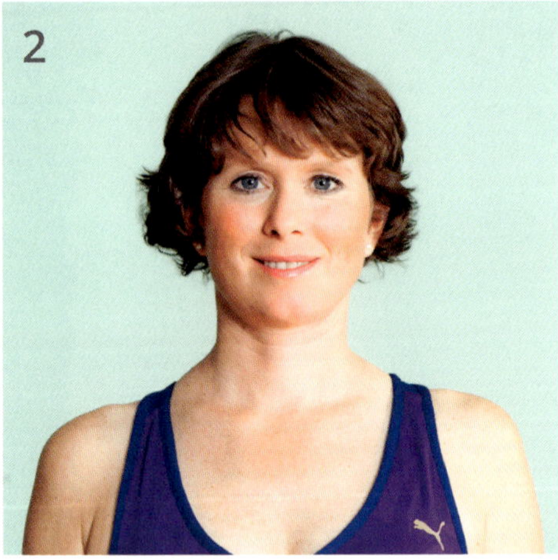

③ Kräftigung

1. Die nächsten Übungen können Sie auf einem Hocker oder einem Stuhl ausführen. Achten Sie auf eine gerade, aufrechte Haltung und lassen Sie die Arme schwer nach unten hängen. Drehen Sie die Arme nach außen, sodass die Handflächen nach vorn zeigen.
2. Ziehen Sie die Schulterblätter zur Mitte hin und nehmen Sie die Bewegung der Schulterblätter bewusst wahr. Ziehen Sie sie noch näher an die Wirbelsäule heran, sodass der oft abgeschwächte Rautenmuskel gekräftigt wird. Währenddessen bleibt der Kopf aufrecht und die Arme beziehungsweise Schultern ziehen immer leicht nach unten, um die oberen Schultermuskeln zu entlasten. Spüren Sie dabei auch die Aufrichtung des Brustbeins? Kehren Sie nach 6 bis 10 Sekunden in die Ausgangsstellung zurück und spüren Sie gelöst nach.

Varianten

1. Führen Sie die Übungen wie vorher durch, aber nehmen Sie die Arme immer etwas höher, bis sie sich etwa in der Waagerechten befinden.
2. Lassen Sie dieses Mal die Hände bequem auf den Oberschenkeln liegen. Die Oberarme halten Sie nah am Oberkörper, die Ellenbogen sind etwas nach hinten gerichtet. Ziehen Sie aus dieser Position beide Schulterblätter zur Mitte hin und erspüren Sie die Kräftigung des Rautenmuskels zwischen den Schulterblättern und der Wirbelsäule. Achten Sie darauf, dass Sie die Schultern nicht nach oben ziehen. Diese aufrichtende Übung können Sie fast überall durchführen.

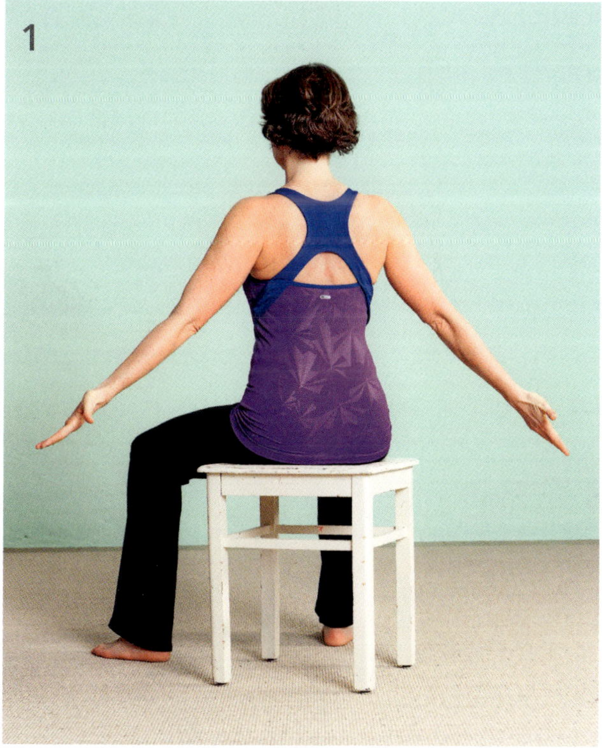

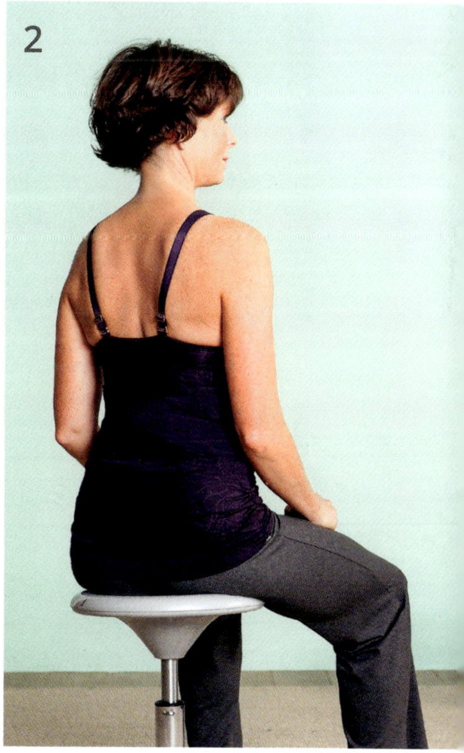

4 Kräftigung und Dehnung

1. Zur Kräftigung der vorderen Halsmuskeln legen Sie beide Hände mit den Handrücken nach oben flach unter das Kinn. Noch besser ist es, wenn Sie mit der unteren Hand eine Faust bilden und die andere Hand flach darauflegen.
2. Denken Sie zuerst an einen langen Nacken und drücken Sie dann das Kinn nach unten gegen die Hände und stellen Sie sich gleichzeitig einen langen Nacken vor. Ziehen Sie die Schultern nicht hoch. Halten Sie die Spannung 6 bis 10 Sekunden, lassen Sie dann locker. 4- bis 6-mal wiederholen.

Varianten

1. Drücken Sie wie oben das Kinn gegen die Hände, neigen Sie dann den Kopf abwechselnd zur rechten und zur linken Seite – das Ohr in Richtung Schulter. Jeweils 4 bis 6 Sekunden auf einer Seite halten, dann den Kopf wieder aufrichten. 2- bis 4-mal wiederholen und nachspüren.
2. Als Bewegungsübung, um die oberen Kopfgelenke zu lösen und von Blockierungen zu befreien, bewegen Sie den Kopf wie oben angegeben langsam und bewusst nach rechts und links. Das jeweilige Ohr nähert sich der seitengleichen Schulter (nicht umgekehrt!). Nehmen Sie dabei die Bewegung in den Kopfgelenken wahr.

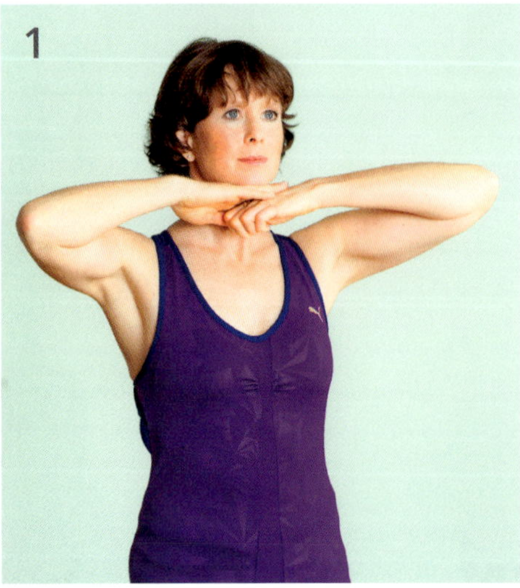

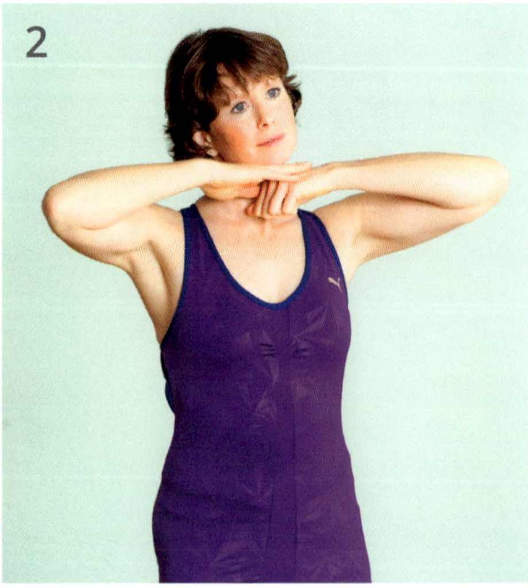

5 Mobilisation und Lockerung

1. Legen Sie anfangs einen Zeigefinger an die Kuhle am Hinterkopf, wo die Wirbelsäule in den Kopf mündet (siehe Abbildung 2, Seite 51). Konzentrieren Sie sich auf diesen Punkt und machen Sie ganz kleine Nickbewegungen auf und ab.
2. Wenn Ihnen die Nickbewegung geläufig ist, können Sie den Finger ruhig wegnehmen und die Hände locker ablegen.

Variante

Legen Sie eine Hand oder Faust unter das Kinn und machen Sie die Nickbewegung wie oben. Die Hand bietet jetzt etwas Widerstand. Den Atem trotzdem fließen lassen. Danach der lockernden Bewegung nachspüren.

6 Massage der kleinen Nackenmuskeln

Diese Massage wichtiger Akupressurpunkte (siehe Abbildung Seite 148, Punkte 1 bis 4) lockert die kleinen Nackenmuskeln und hilft gegen Kopfschmerzen.

1. Legen Sie Ihre Finger oben auf den Hinterkopf und die Daumen jeweils neben die Ohren an die untere Kante des Schädelbasisknochens, etwa in Höhe des Haaransatzes.
2. Kreisen Sie mit den Daumen auf der Stelle und schieben Sie sie am Haaransatz entlang immer ein bisschen näher zur Wirbelsäule hin. Bleiben Sie an möglichst vielen Punkten stehen und führen Sie kleine Kreisbewegungen aus. Es darf ruhig Druck ausgeübt werden.

7 Atem- und Dehnübung für die kleinen Nackenmuskeln

1. Setzen Sie sich vor einen Schreibtisch oder Esstisch und stellen Sie die Ellenbogen auf (siehe Abbildung 3, Seite 117).
2. Beugen Sie den Kopf nach vorn und legen sie die Stirn auf die Hände, sodass der Nacken angenehm entspannt und gedehnt ist. Konzentrieren Sie sich auf diese Dehnung und atmen Sie ganz bewusst dorthin ein und aus.

8 Dehnung der seitlichen Nackenmuskulatur

Diese Übung ist äußerst wirkungsvoll gegen Verspannungen in Nackenbereich und sollte immer wieder über den Tag verteilt ausgeführt werden. Besonders geeignet ist sie für Schreibtisch- und PC-Arbeiter.

1. Setzen Sie sich aufrecht auf die Vorderkante eines Stuhls oder stellen Sie sich aufrecht auf den Boden. Achten Sie unbedingt auch auf eine gerade Kopfhaltung: Der Blick ist geradeaus gerichtet.
2. Schieben Sie zuerst das Kinn leicht zurück und den Hinterkopf nach oben. Drücken Sie dann beide Schultern und Hände nach unten in Richtung Boden. Dabei sind die Hände leicht gebeugt, sodass die Fingerspitzen nach vorn und die Handflächen nach unten zeigen. Halten Sie die Arme nicht ganz durchgedrückt, sondern in den Ellenbogen leicht gebeugt.
3. Neigen Sie jetzt den Kopf zur linken Seite, sodass sich das Ohr der Schulter nähert. Ziehen Sie die Schulter jedoch nicht hoch. Spüren Sie in die Dehnung der rechten Nackenseite hinein und atmen Sie ganz bewusst dorthin. Halten Sie die Dehnung 15 bis 30 Sekunden. Verstärken Sie die Dehnung, indem Sie die gegenüberliegende Schulter sowie die Hand nach unten schieben.
4. Richten Sie danach den Kopf auf und vergleichen Sie beide Nackenseiten. Führen Sie anschließend die Übung zur anderen Seite aus. Jede Seite 2- bis 4-mal dehnen.

Variante

Wiederholen Sie die gleiche Übung wie zuvor, bis Sie den Kopf zur linken Seite neigen. Ziehen Sie dann das Kinn zurück und in Richtung Brustbein und schauen Sie zur rechten Hand(siehe Abbildung 2). Spüren Sie die Dehnung in den rechten Nackenmuskeln.

Die Übung wird noch verstärkt, wenn Sie außerdem die rechte Hand in Richtung Boden schieben. Noch intensiver wird sie, wenn Sie zusätzlich die rechte Hand über den Kopf an die linke Kopfseite oberhalb des Ohrs legen.

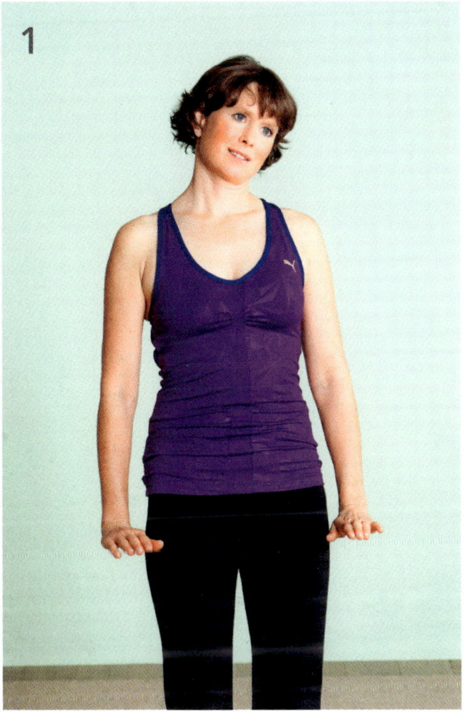

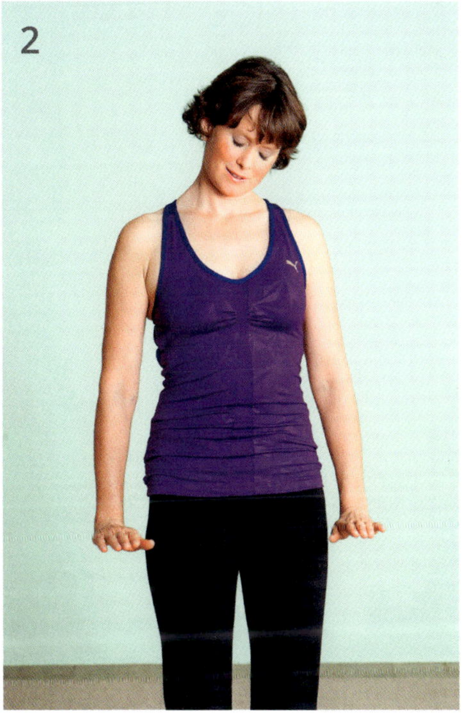

Programm 4 mit Handtuch

Sie benötigen ein Handtuch, das längs zusammengerollt wird.

Lockerungsübung zum Aufwärmen

1. Stellen Sie sich mit leicht gegrätschten Beinen aufrecht auf den Boden. Rollen Sie das Handtuch der Länge nach zusammen und halten Sie es zwischen beiden Händen. Das Mittelteil hängt locker nach unten.
2. Schwingen Sie das Handtuch mit beiden Händen abwechselnd locker an der rechten und linken Körperseite vorbei nach hinten und wieder vor. Spüren Sie die Lockerung und Lösung im Schulterbereich.

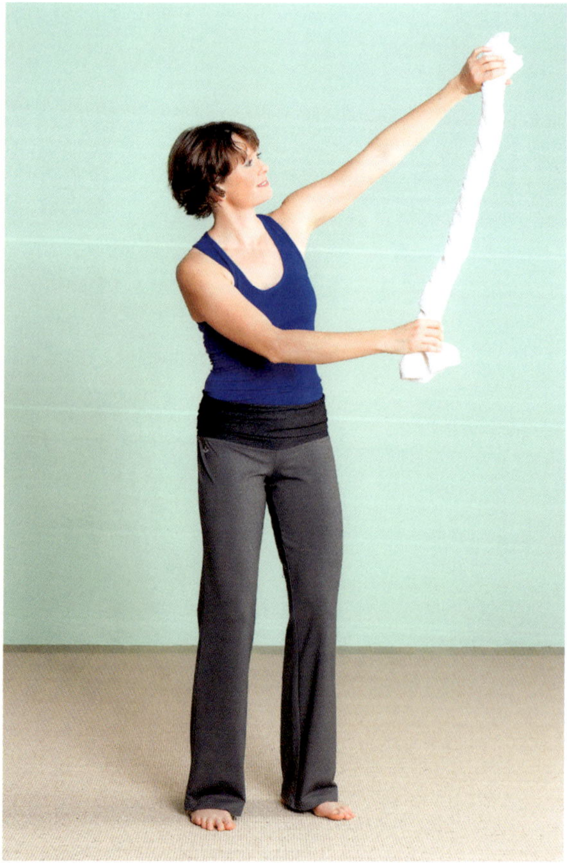

(1) Atmung, Haltung, Wahrnehmung

1. **Atemübung:** Nehmen Sie das zusammengerollte Handtuch an den Enden in beide Hände. Führen Sie es mit den Händen weit über den Kopf und ziehen Sie es leicht auseinander; dabei atmen Sie durch die Nase ein. Senken Sie dann die Arme mit dem Handtuch langsam und atmen Sie durch den Mund langsam aus. 4- bis 6-mal wiederholen.
2. **Haltungs- und Wahrnehmungsübung:** Führen Sie wieder das Handtuch nach oben und halten Sie es dort. Ziehen Sie jetzt die Schultern aber bewusst nach unten, während die Arme nach oben gestreckt bleiben. Diese Schulterbewegung 6- bis 10-mal wiederholen.
3. Senken Sie die Arme mit dem Handtuch und spüren Sie nach: Wie fühlen sich die Schultern jetzt an? Lassen Sie sie einfach tief nach unten sinken; dabei aber aufrecht stehen bleiben.
4. Heben Sie die Arme wieder an, schieben Sie sie dann wechselseitig wie Antennen hoch und strecken Sie sie. Danach senken und locker nachspuren.

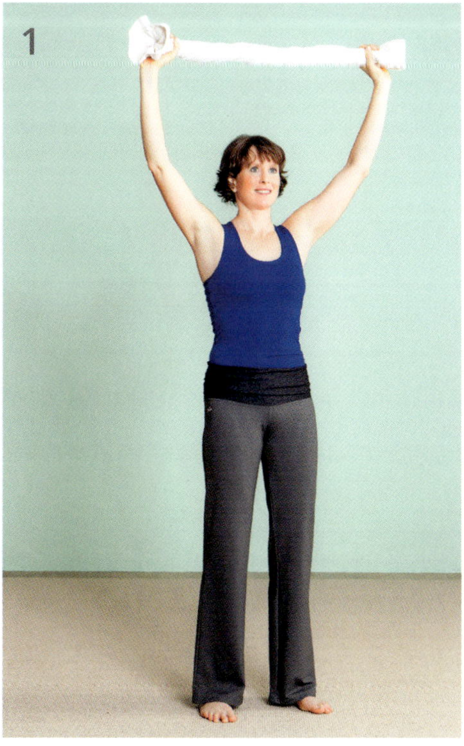

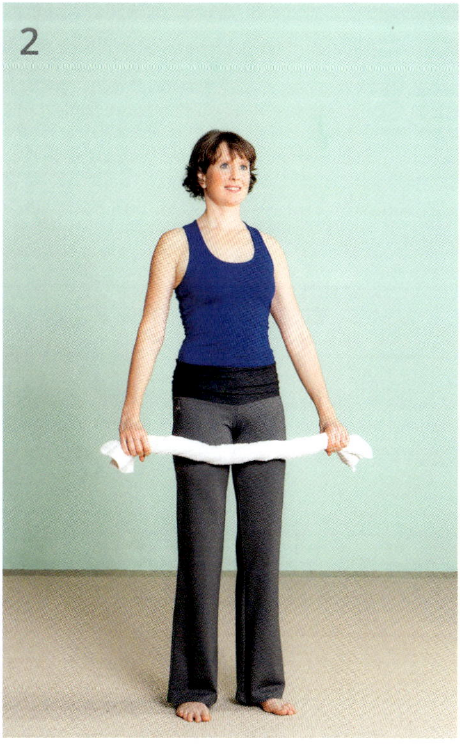

2 Massage der kleinen Nackenmuskeln

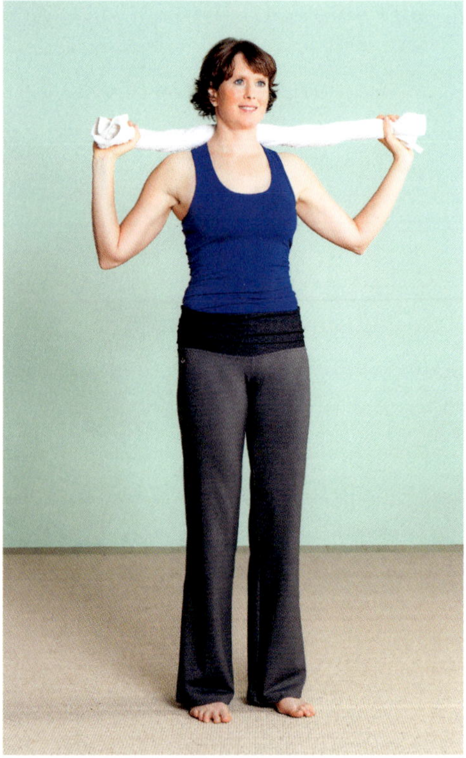

1. Nehmen Sie das zusammengerollte Handtuch etwa schulterbreit in die Hände und lassen Sie die Enden einfach hängen.
2. Ziehen Sie das Handtuch in kleinen, schnellen Bewegungen auf der Rückseite des Kopfes hin und her, sodass der Bereich am Hinterhaupt, der meist sehr verspannt ist, massiert und gelockert wird. Sie können das Handtuch auch auf und ab bewegen. Zwischendurch die Arme ausschütteln und lockern. Diese Übung können Sie so lange ausführen, wie Sie wollen – aber nehmen Sie sich danach genügend Zeit, dem angenehmen Gefühl im oberen Nackenbereich nachzuspüren.

Tipp

Besonders angenehm und wirkungsvoll gegen Verspannungen ist diese Massage-Übung, wenn Sie das Handtuch davor erwärmen.

3 Mobilisation und Lockerung der Kopfgelenke (Pinselübung)

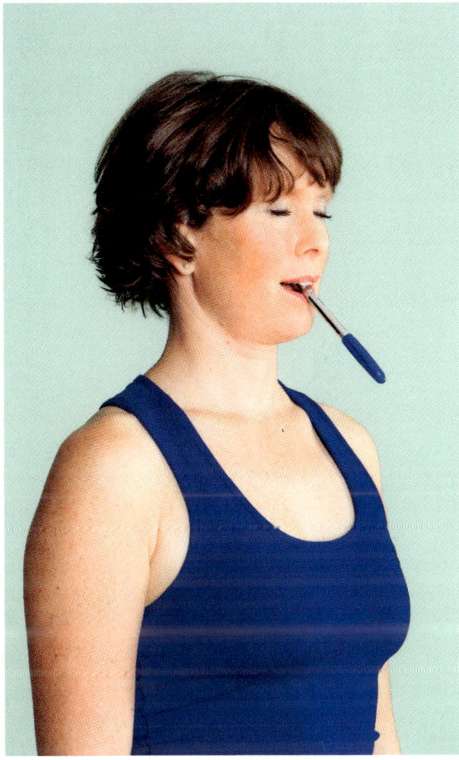

1. Stellen Sie sich vor, Sie hätten an Ihrer Nasenspitze einen Pinsel oder Bleistift befestigt. Mit diesem zeichnen Sie Figuren vor sich in die Luft:
   - Senkrechte Linien (auf und ab)
   - Waagerechte Linien
   - Zickzacklinien
   - Diagonale Linien
   - Kleine Kreise, im und gegen den Uhrzeigersinn
   - Waagerechte Achterkreise
   - Senkrechte Achterkreise
   - Spiralförmige und schneckenhausähnliche Kreise
   - Viele aneinandergereihte Dachziegel (Dabei wenden Sie das Gesicht sowohl nach rechts als auch nach links.)
   - Ihren eigenen Namen
   - Bilder oder Gegenstände
2. Am besten schließen Sie bei dieser Übung die Augen. Richten Sie Ihre Konzentration ab und zu auf die obersten Wirbel oder die Kopfgelenke.

Variante

Sie können diese Bewegungen ganz klein nur aus den oberen Kopfgelenken heraus machen oder große Bewegungen, bei denen die ganze Halswirbelsäule einbezogen wird.

4 Kräftigung

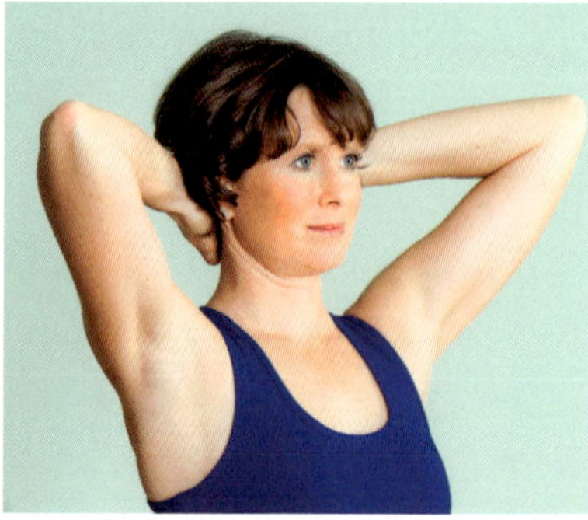

1. Verschränken Sie die Hände am unteren Hinterkopf. Drücken Sie den Hinterkopf gegen die Hände, die Widerstand bieten. Bleiben Sie dabei aufrecht. Können Sie wahrnehmen, wie der Nacken dabei lang wird? Halten Sie die Anspannung 6 bis 10 Sekunden, dann locker lassen. 4- bis 6-mal wiederholen.
2. Noch wirkungsvoller wird diese Übung mit Anspannungs-Entspannungs-Dehnen: Drücken Sie den Hinterkopf wieder kräftig in die Hände. Achten Sie darauf, dass die Bewegung nur in der Halswirbelsäule stattfindet; die übrige Wirbelsäule bleibt aufrecht. Halten Sie die Anspannung 6 bis 10 Sekunden, dann die Spannung loslassen und den Kopf vorbeugen; das Kinn dabei leicht anziehen. Die Dehnung 10 bis 30 Sekunden halten. Dann den Kopf langsam anheben und nachspüren.
3. Die gesamte Übung 4- bis 6-mal wiederholen.

5 Entspannung und Lockerung des oberen Schulterbereichs

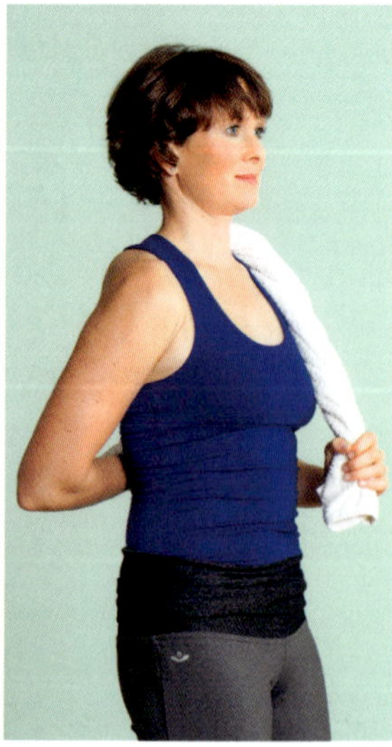

1. Nehmen Sie nun noch einmal das zusammengerollte Handtuch und legen Sie es über Ihre rechte Schulter, sodass das eine Ende vor und das andere hinter Ihrem Körper nach unten hängt. Nehmen Sie das vordere Ende in Ihre linke, das hintere in Ihre rechte Hand.
2. Die Handtuchrolle abwechselnd vorn und hinten nach unten ziehen. Reiben und massieren Sie auf diese Weise Ihre Schulter und spüren Sie anschließend entspannt nach. Ist die Schulter angenehm warm geworden? Dann wechseln Sie die Seite.

Tipp

Besonders angenehm ist die Massage-Übung, wenn Sie das Handtuch vorher erwärmen.

6 Dehnung der seitlichen Nackenmuskeln

1. Legen Sie das zusammengerollte Handtuch über die rechte Schulter und halten Sie es vorn und hinten fest. Dann das Handtuch mit beiden Händen gleichzeitig vorn und hinten nach unten ziehen, sodass die rechte Schulter mit nach unten gezogen wird.
2. Schieben Sie zuerst den Scheitel nach oben und legen Sie dann den Kopf zur linken Seite. Beachten Sie die Dehnspannung in der rechten Nackenseite. Die Dehnung 10 bis 20 Sekunden halten, dann den Kopf wieder aufrichten und nachspüren. Auf jeder Seite 2- bis 4-mal ausführen.
3. Wenn das Handtuch über der rechten Schulter liegt, neigen Sie den Kopf zur linken Seite und ziehen das Kinn noch ein wenig tiefer in Richtung Brustbein. Nach 10 bis 20 Sekunden den Kopf anheben. Lassen Sie während der Dehnung den Atem locker und gelöst fließen. Der Übung nachspüren und die Seite wechseln.

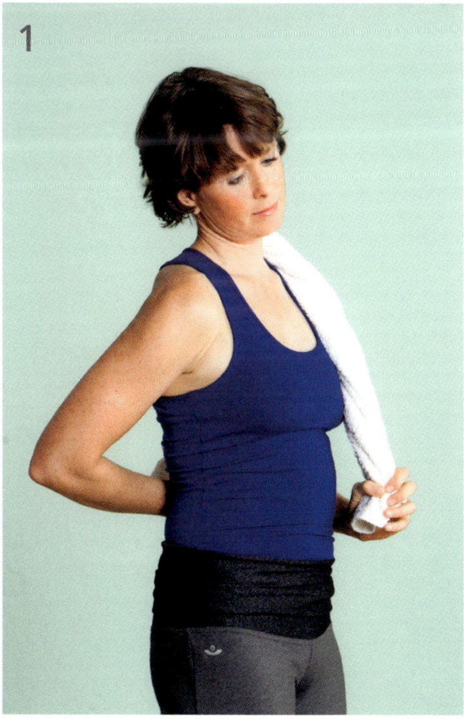

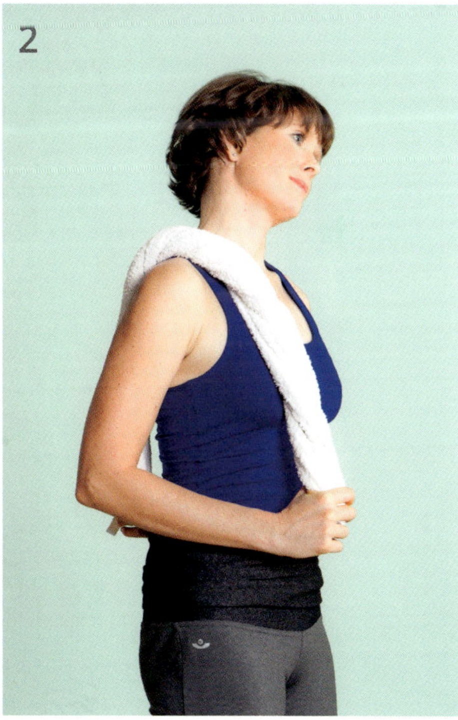

Programm 5 mit Noppenball

Sie benötigen einen kleinen Noppenball oder Igelball, den es in Sanitäts- und Sportgeschäften zu kaufen gibt. Der kleine Noppenball kann überall aufbewahrt werden, sogar in der Schreibtischschublade, und eignet sich vorzüglich für Eigenmassageübungen der Nacken- und Schultermuskulatur, aber auch zur positiven Beeinflussung der Reflexzonen.

Lockerungsübung zum Aufwärmen

1. Stellen Sie sich mit leicht gegrätschten Beinen und nicht ganz durchgedrückten Knien auf den Boden oder setzen Sie sich aufrecht auf einen Stuhl.
2. Werfen Sie dann den Noppenball etwa in Brustkorbhöhe von einer Hand in die andere, hin und her. Schauen Sie dem Ball nach und lassen Sie den Atem gelöst fließen.

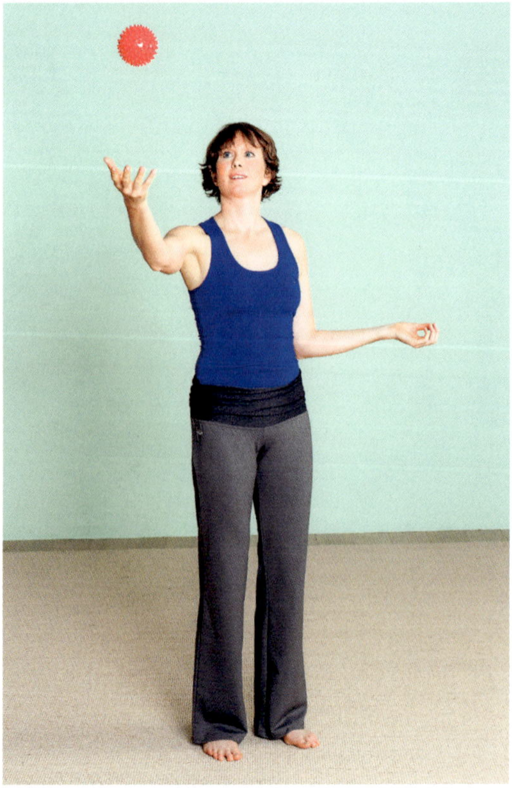

1 Massage und Lockerung

Nehmen Sie sich für diese Übung Zeit und rollen Sie auch zwischendurch im Alltag immer wieder mal mit einem Fuß über den Noppenball – zum Beispiel wenn Sie am Schreibtisch sitzen oder vor dem Fernseher.

1. Nehmen Sie den Ball zwischen beide Hände und rollen Sie ihn zwischen den Handflächen in alle Richtungen. Greifen Sie danach den Ball abwechselnd mit der rechten und linken Hand, als ob Sie ihn kneten würden.
2. Ein Noppenball eignet sich natürlich auch besonders für die Massage der Füße, die durch die Fußreflexzonen auf den ganzen Körper wirkt. Legen Sie deshalb den Ball abwechselnd unter den rechten und linken Fuß und rollen Sie die gesamte Fußsohle darauf ab. Üben Sie ruhig etwas Druck dabei aus.
3. Nun sind die Schultern dran: Legen Sie den Ball mit der rechten Hand auf die linke Schulter und rollen Sie ihn vor und zurück, hin und her. Üben Sie auch hier ruhig etwas Druck aus und nehmen Sie sich genügend Zeit dafür. Dann die andere Schulter massieren.

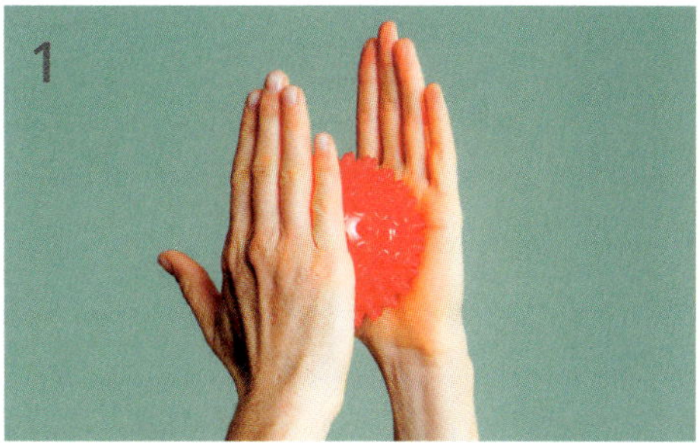

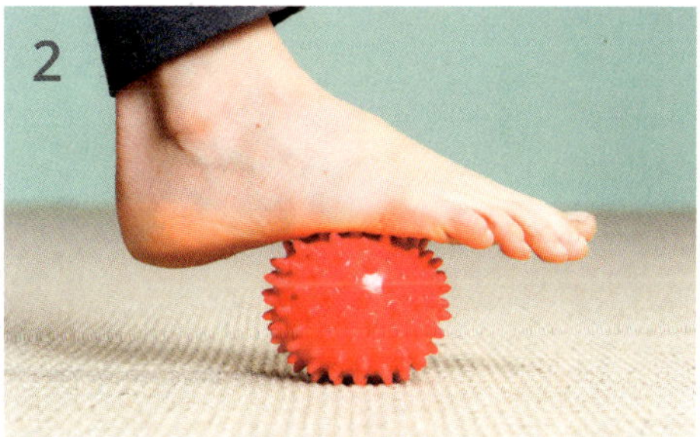

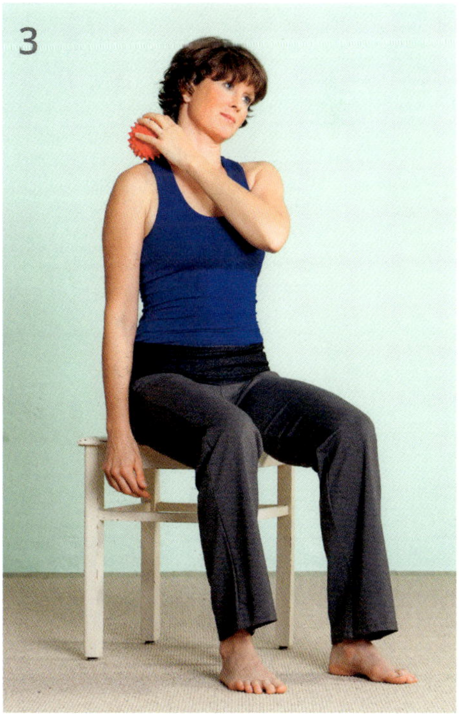

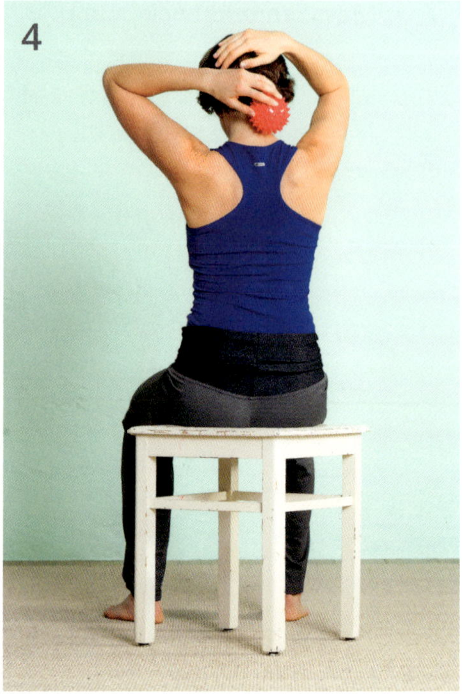

4. Nun neigen Sie Ihren Kopf nach vorn und halten ihn mit der linken Hand fest, mit der anderen Hand legen Sie den Noppenball in den Nacken und rollen den Ball rechts neben der Halswirbelsäule auf und ab. Entsprechend auf der anderen Seite ausführen. Spüren Sie nach, wie frei Ihre Schultern und der Nackenbereich geworden sind.
5. Auch sehr wirksam gegen Verspannungen im seitlichen Nackenbereich: Legen Sie den Kopf zur rechten Seite, sodass sich das Ohr der rechten Schulter nähert. Beugen Sie die linke Hand leicht und drücken Sie mit der Handfläche nach unten in Richtung Boden. Nehmen Sie den Ball in die rechte Hand und rollen Sie ihn an der rechten Nackenseite entlang nach unten bis zur Schulter und wieder nach oben. Rollen Sie einige Male hoch und hinunter. Heben Sie danach den Kopf an und spüren Sie der Übung nach. Vergleichen Sie die rechte und linke Nackenseite. Anschließend zur anderen Seite üben.

2 Lösung des Hinterhauptrandes

Mit dem Noppenball kann man auch den empfindlichsten Teil des Nackens gut bearbeiten: den Hinterhauptrand, wo die Muskeln meist am stärksten verhärtet sind.

1. Wie bei der letzten Übung liegt Ihre linke Hand auf dem vorgeneigten Kopf. Den Ball legen Sie jetzt dorthin, wo sich eine Kuhle am Hinterhauptrand befindet, also an die oberste Stelle der Halswirbelsäule beziehungsweise in die Mitte des Hinterhauptrandes.
2. Massieren Sie diese Stelle in kleinen, kreisenden Bewegungen. Üben Sie am Anfang weniger Druck aus, später steigern Sie ihn. Wechseln Sie zwischendurch die Hand. Danach gelöst nachspüren. Wie fühlt sich die behandelte Stelle jetzt an?

3 Mobilisierung des obersten Wirbelsäulengelenks

Das oberste Atlas-Axis-Gelenk ist häufig eingezwängt und blockiert. Abhilfe schafft diese Übung.

1. Legen Sie die Zeigefinger rechts und links an den Hinterhauptrand, jeweils zwischen Wirbelsäule und Ohr.
2. Konzentrieren Sie sich auf die obersten beiden Halswirbel (Atlas und Axis, siehe Seite 15) und führen Sie mit dem Kopf ganz kleine, kontrollierte Kreise aus, während Sie sich vorstellen, wie Sie mit dem Kopf und dem Atlas um den Zahn des Axis kreisen. Wichtig dabei ist, dass die Bewegung wirklich nur minimal bleibt. Sie spüren auch den Druck der Finger am Hinterhauptrand.
3. Nach einer Weile lösen Sie die Finger, halten den Kopf entspannt aufrecht und spüren nach. Wie fühlt sich der Bereich des sonst verkrampften Hinterhauptrandes jetzt an?

4 Massage des gesamten Hinterhauptrandes

1. Sie nehmen die gleiche Kopf- und Handstellung ein wie in Übung 2. Jedoch massieren Sie mit dem Ball jetzt den gesamten Hinterhauptrand. Rollen Sie zunächst den Ball mit der Hand von einem Ohr zum anderen hin und her.
2. Führen Sie den Ball in ganz kleinen Auf-und-ab-Bewegungen am Hinterhauptrand entlang vom rechten Ohr zum linken und zurück.

5 Kräftigung

1. Legen Sie die linke Hand seitlich an den Hals. Dann drücken Sie den Hals gegen die Hand, ohne dass ein Bewegungsausschlag erfolgt. Die seitlichen Halsmuskeln 6 bis 10 Sekunden anspannen, dann locker lassen.
2. Wechseln Sie die Seite; jeweils etwa 4-mal anspannen.

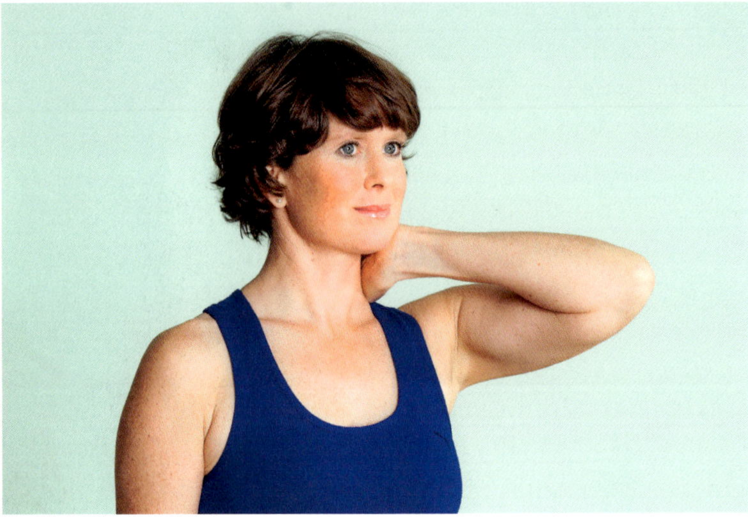

6 Atmung und Haltung

1. Recken Sie den Scheitel des Kopfes nach oben in Richtung Decke, die Schultern ziehen dabei nach unten. Atmen Sie währenddessen ein.
2. Lassen Sie etwas locker, ohne einzusacken. Senken Sie den Kopf und bewegen Sie das Kinn zum Brustbein hin; dabei ausatmen. Ziehen Sie aber nicht die Schultern mit vor; der Rücken ist gerade, die Schultern bleiben unten.

Programm 6 mit Gummiball und Handtuch

Sie benötigen im Verlauf des Übungsprogramms ein Handtuch, einen Hocker oder Stuhl und eventuell einen Pezzi-Ball. Die Ausgangsstellung kann Stehen oder Sitzen sein.

Lockerungsübung zum Aufwärmen

Diese wunderbare Lockerungsübung wirkt auf sämtliche Muskelanspannungen auflösend, besonders für die Schulter-, Nackenmuskeln. Gut geeignet auch für zwischendurch.

1. Setzen Sie sich auf einen Pezzi-Ball und hüpfen Sie locker auf und ab. Achten Sie auf eine aufrechte Haltung und ziehen Sie beim Hüpfen auch die Schultern ein wenig mit hoch, um sie dann wieder schwer und gelöst fallen zu lassen. Der Rücken bleibt dabei aufrecht; nicht zusammensinken.

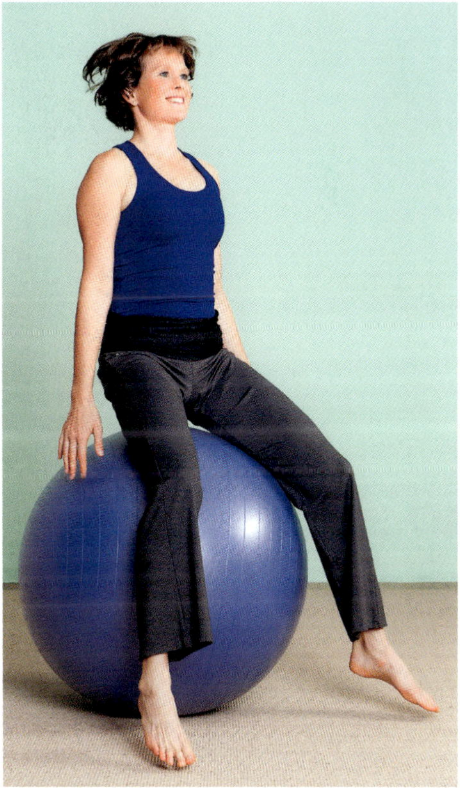

Variante

Falls kein Pezzi-Ball vorhanden ist, stellen Sie sich aufrecht hin und beugen die Knie ein wenig. Die Arme hängen schwer nach unten. Hüpfen Sie dann aus den Knien heraus locker auf und ab und schütteln dadurch den ganzen Körper, auch die Schultern, aus und befreien ihn von Spannungen.

1 Dehnung

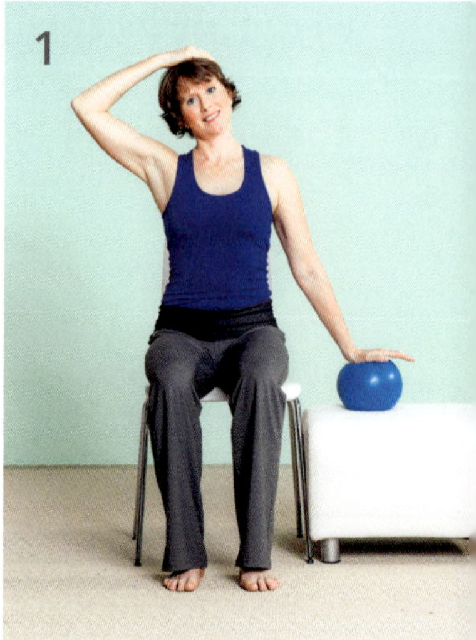

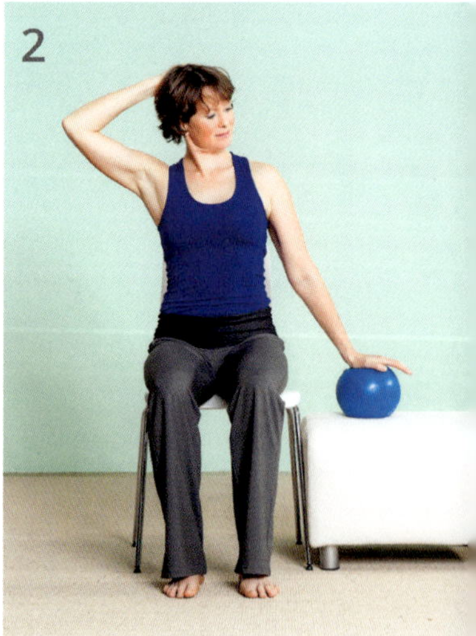

1. Achten Sie auf eine gerade, aufrechte Haltung und neigen Sie den Kopf so weit wie möglich auf die rechte Seite, sodass sich das rechte Ohr der rechten Schulter nähert; der Blick ist geradeaus gerichtet. Sie spüren eine deutliche Dehnung in der linken Nackenseite. Die Dehnung 10 bis 30 Sekunden halten, dann locker lassen.
2. Wenn Sie die Dehnung noch verstärken wollen, positionieren Sie die rechte Hand über den Kopf hinweg am linken Ohr oder oberhalb davon. Zerren Sie aber nicht am Kopf, sondern lassen Sie nur das Gewicht der Hand auf der Kopfseite wirken. Drücken Sie zusätzlich die linke Hand mit der Handfläche nach unten zum Boden hin. Die Dehnung 10 bis 30 Sekunden halten, dann gelöst zurücksetzen und der Übung nachspüren. Wie fühlt sich die gedehnte Seite, wie die andere an? Danach die Seite wechseln; jeweils 2- bis 4-mal üben.
3. Führen Sie die gleiche Übung als Anspannungs-Entspannungs-Dehnen aus: Nehmen Sie dieselbe Kopf-, Arm- und Handstellung wie oben ein. Drücken Sie zuerst den Kopf gegen die auf der linken Kopfseite liegende rechte Hand, etwa 6 Sekunden lang. Lassen Sie dann die Spannung los, ohne dass sich der Kopf zurückbewegt. Lassen Sie danach den Kopf sanft seitlich hinunter in die Dehnung gleiten und halten Sie die Dehnung wie oben.

Variante

Die gleiche Übung wie oben ausführen, sodass der Kopf zur rechten Seite gebeugt ist und die rechte Hand an der linken oberen Schädelseite oberhalb des linken Ohrs liegt. Aus dieser Stellung heraus beugen Sie den Kopf nach vorn, ziehen das Kinn in Richtung Brustbein und schauen zur linken Achsel. Gegengleich üben. Der Rücken bleibt dabei gerade. Die Bewegung findet nur in der Halswirbelsäule statt.

2 Atmung

1. Stellen Sie sich vor einen Hocker oder Stuhl und setzen Sie den rechten Fuß auf die Stuhlfläche. Dann nehmen Sie das zusammengerollte Handtuch in beide Hände und führen es zuerst nach oben, dann zur linken Seite. Der Oberkörper wird dabei ebenfalls zur linken Seite gebeugt. Auch der Kopf geht mit, sodass sich das linke Ohr der linken Schulter nähert. Einatmen und wahrnehmen, wie der Atemstrom zur Dehnung hin fließt.
2. Kommen Sie dann zurück in die Ausgangsstellung, legen Sie das Handtuch locker auf dem Oberschenkel ab und atmen Sie langsam aus. Schultern, Muskeln und Gelenke sind jetzt ganz gelöst. 4-mal ausführen, dann auf die andere Seite wechseln.

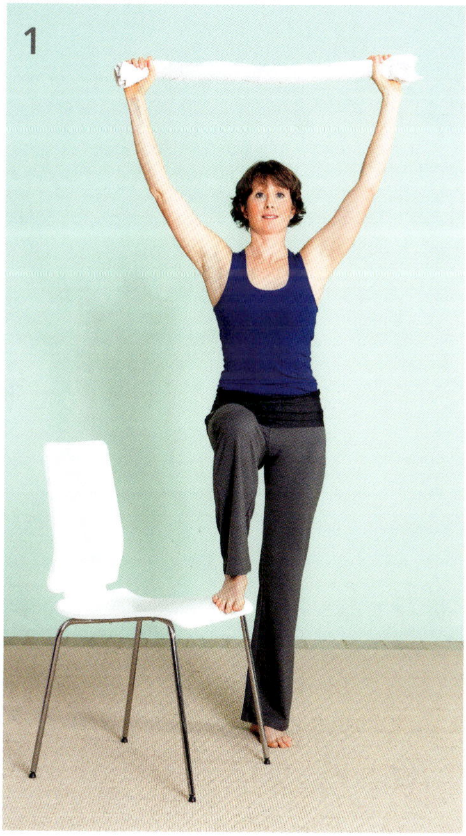

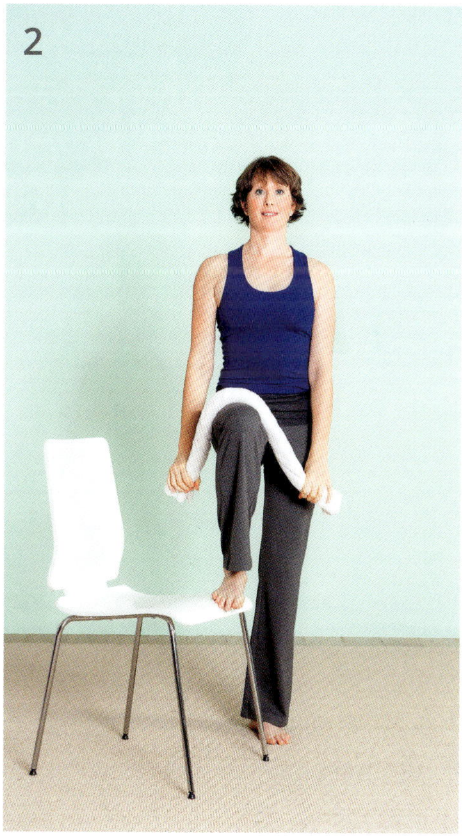

3 Dehnung der Brustmuskulatur

Ist die Brustmuskulatur verkürzt, bewirkt sie eine zu starke Brustwirbelsäulenkrümmung nach hinten (Rundrücken), wodurch die Krümmung der Halswirbelsäule nach vorn verstärkt wird. Deshalb sollte die Brustmuskulatur regelmäßig gedehnt werden.

1. Stellen Sie sich wiederum vor einem Stuhl. Stellen Sie das rechte Bein auf. Fassen Sie das zusammengerollte Handtuch, spannen Sie es und führen Sie es nach oben über den Kopf; beugen Sie dann die Ellenbogen und führen Sie das Handtuch nach unten bis hinter den Kopf. Während Bauch- und Beckenbodenmuskeln angespannt sind, um das Becken zu stabilisieren, das Handtuch nach hinten vom Körper wegdrücken. Die Schultern dabei nicht hochziehen!
2. Diese Dehnung etwa 30 Sekunden halten und währenddessen gelöst weiteratmen, dann entspannen. 4-mal wiederholen.

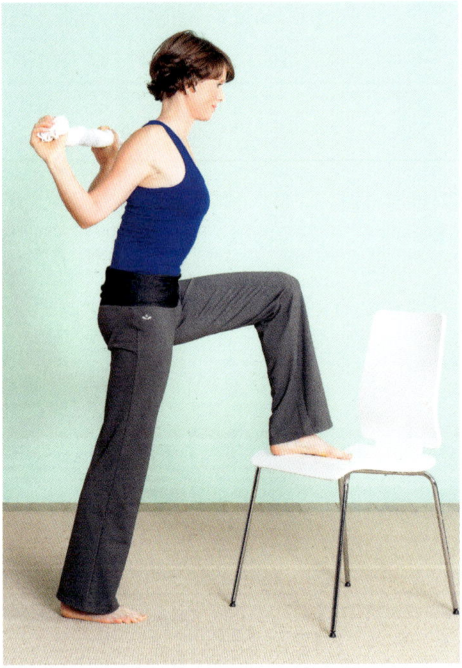

4 Massage, Kräftigung und Mobilisation

1. **Massage:** Legen Sie ein zusammengerolltes Handtuch an die Hinterseite Ihres Kopfes im Schädelbasisbereich leicht über dem Haaransatz. Die Handtuchenden halten Sie vorn fest. Ziehen Sie zuerst das Handtuch einige Male hin und her und massieren Sie den Schädelbasisbereich mit den kleinen Nackenmuskeln.
2. **Kräftigung und Dehnung:** Drücken Sie dann den unteren Hinterkopf nach hinten gegen das Handtuch und halten Sie die Spannung 6 bis 10 Sekunden. Lösen Sie dann die Spannung und beugen Sie den Kopf mit leicht angezogenem Kinn nach vorn. Die Dehnung 10 bis 20 Sekunden halten. Dann den Kopf anheben, das Handtuch kurz im Nacken ablegen und der Übung nachspüren. 4- bis 6-mal wiederholen.

3. **Mobilisation:** Um die Kopfgelenke zu lösen, ziehen Sie bei gleicher Handtuchhaltung mit der rechten Hand das rechte Handtuchende etwas nach vorn und lassen den Kopf dabei wie von selbst nach links wandern. Drücken Sie das Kinn gleichzeitig leicht nach hinten, wodurch der Nacken lang wird und die Kopfgelenke gelöster sind. Verbleiben Sie in der Endstellung 10 bis 30 Sekunden, bevor Sie den Kopf langsam zurückdrehen; entspannen und nachspüren; danach zur anderen Seite. 2- bis 4-mal pro Seite ausführen.

Variante

Legen Sie zur Kräftigung das Handtuch wie oben beschrieben wieder an den Hinterkopf und halten Sie die Handtuchenden vorn fest. Ziehen Sie jetzt wieder mit der rechten Hand das rechte Handtuchende nach vorn und drehen Sie geleichzeitig den Kopf ganz leicht nach rechts, wobei Sie ihn gegen das Handtuch drücken. Die Spannung 6 bis 10 Sekunden halten, dann locker lassen. Dann zur anderen Seite üben.

Auch sehr angenehm: Führen Sie die Bewegung einige Male hintereinander in einer flüssigen, aber sanften, leichten Bewegung aus.

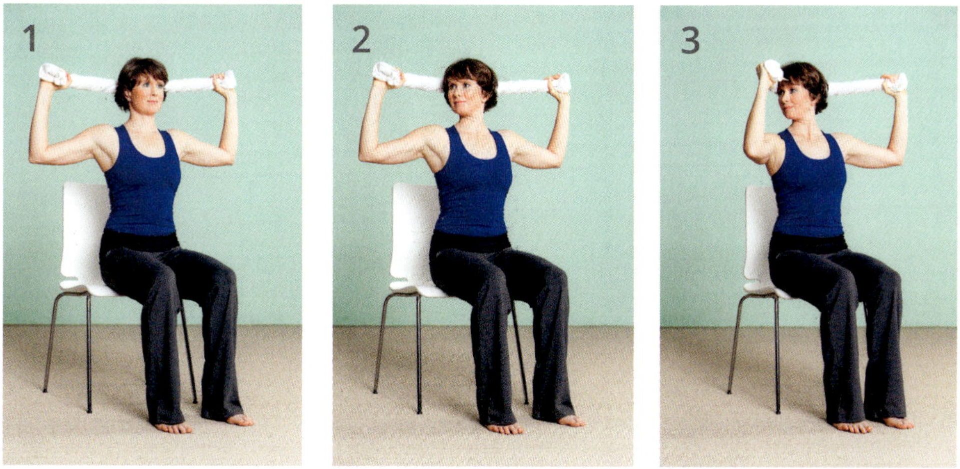

5 Mobilisation und Kräftigung

1. Legen Sie das Handtuch in den Nacken und halten Sie die Enden vorn fest. Ziehen Sie zuerst das Kinn etwas zum Brustbein und senken Sie den Kopf nach vorn. Drücken Sie dann die Halswirbelsäule nach hinten in das Handtuch. Der Kiefer bleibt dabei entspannt. Die Spannung 6 bis 10 Sekunden halten, dann entspannen. 4- bis 6-mal wiederholen. Nehmen Sie sich Zeit zum Nachspüren.
2. Drehen Sie aus der vorgebeugten Kopfhaltung heraus den Kopf nach rechts und schauen Sie aus den Augenwinkeln zur Decke hoch.
3. Drücken Sie in der Endposition die Halswirbelsäule 6 bis 10 Sekunden gegen die rechte Seite des Handtuchs; dann lösen und den Kopf langsam zurückdrehen.
4. Die Seite wechseln; jeweils 4-mal ausführen.

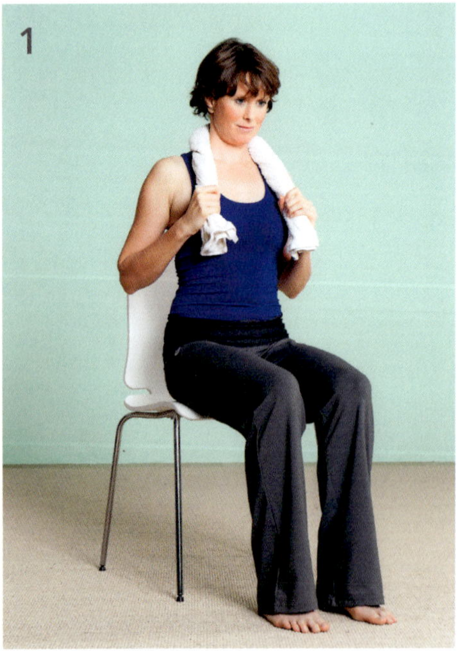

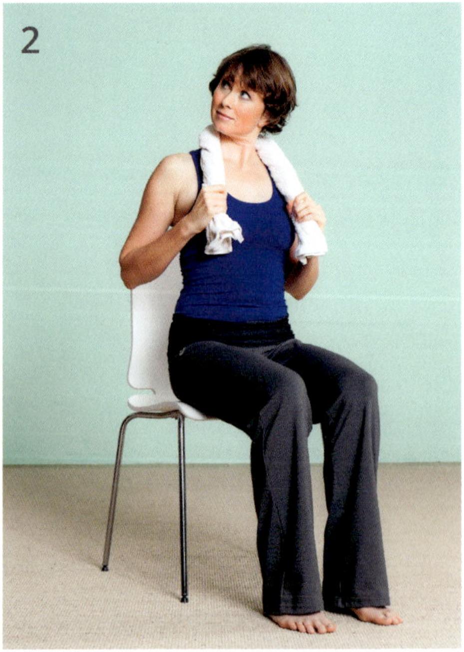

6 Entlastung der Halswirbelsäule und Kräftigung

1. Legen Sie sich auf den Rücken und stellen Sie die Beine auf, sodass der Rücken gut aufliegt. Legen Sie das zusammengerollte Handtuch unter den Hinterkopf und halten Sie es rechts und links neben dem Kopf fest. Denken Sie zuerst an die Gleit-Roll-Bewegung in den obersten Kopfgelenken und schieben Sie den Scheitel nach hinten in die Weite. Heben Sie dann den Kopf mithilfe des kurz gefassten Handtuchs ein wenig vom Boden ab. Der Blick ist dabei nach oben zur Decke gerichtet; der Hinterkopf befindet sich auf einer Linie mit dem Rücken.
2. **Entspannung:** Geben Sie das ganze Gewicht des Kopfes an das Handtuch ab und lassen Sie in Ihrer Vorstellung die Kufen des obersten Kopfgelenks nach unten in den weichen Stoff hineinfließen. Nach 6 bis 10 Sekunden den Kopf wieder auf dem Boden ablegen, nachspüren und die Handgelenke lockern. 4- bis 6-mal wiederholen.
3. **Kräftigung:** Drücken Sie aus der oben beschriebenen Kopfhaltung heraus den Kopf nach unten gegen das Handtuch und schieben Sie ihn gleichzeitig nach hinten in die Weite. Die Spannung 6 bis 10 Sekunden halten, dann locker lassen und den Kopf ablegen. 4- bis 6-mal wiederholen.
4. **Mobilisation:** Nehmen Sie die gleiche Ausgangsstellung wie oben ein, fassen Sie das Handtuch dieses Mal aber lang. Der Kopf liegt wieder schwer in der Handtuchschlinge. Ziehen Sie dann am linken Handtuchende, wobei sich der Kopf nach rechts dreht, dann langsam am rechten Handtuchende, wobei sich der Kopf nach links dreht. Einige Male im sanften Wechsel wiederholen. Dann den Kopf ablegen und nachspüren. Diese Übung wird als sehr angenehm empfunden. Die Handgelenke ab und zu ausschütteln.

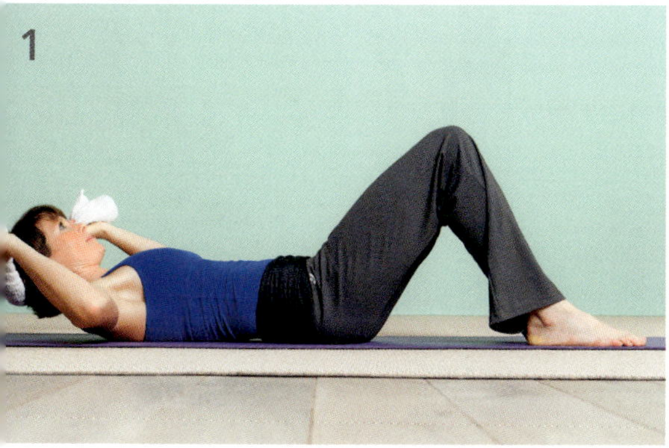

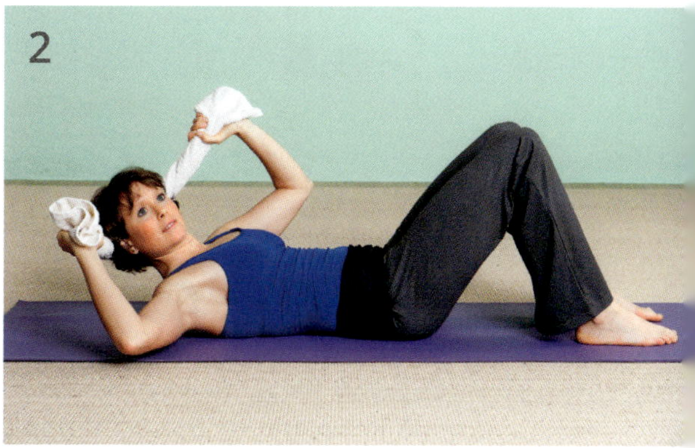

Programm 7 mit verschiedenen Bällen

Für die folgenden Übungen benötigen Sie einen weichen Redondo- oder Pilatesball, einen Tennisball sowie einen Stuhl mit Lehne. Als Ausgangsstellungen kommen aufrechter Stand, Vierfüßlerstand, Unterarmstütz und Rückenlage zum Einsatz.

Lockerungsübung zum Aufwärmen

1. Lockern Sie wie immer zu Anfang Ihre Arme und Schultern aus. Währenddessen bewegen Sie sich einfach mit den Füßen auf und ab federnd durch das Zimmer, am besten mit Musik.
2. Bleiben Sie vor einem Stuhl mit hoher Lehne stehen und legen Sie Ihre Hände darauf.

① Dehnung und Mobilisation

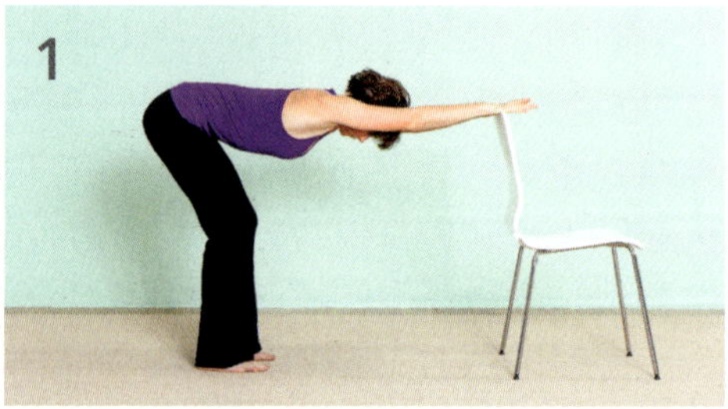

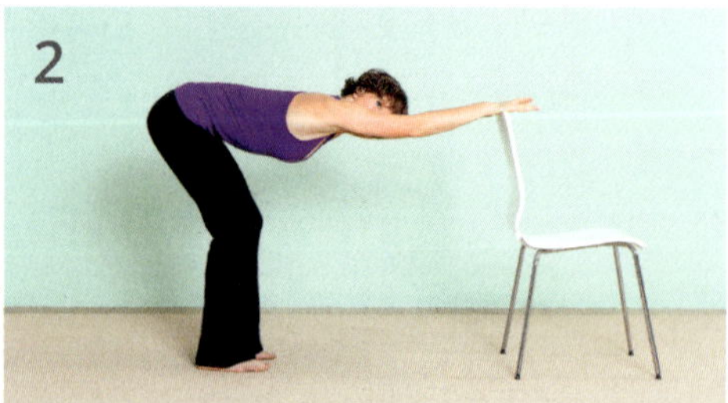

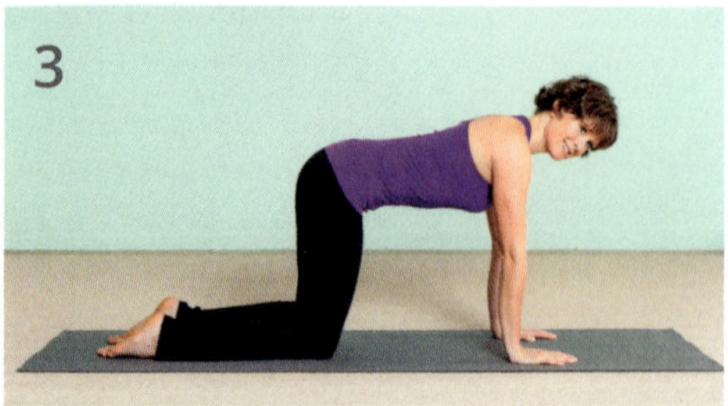

1. Legen Sie die Hände auf eine Stuhllehne und beugen Sie den Oberkörper vor, sodass der Rücken gerade ist und mit dem Hinterkopf und den Armen eine Linie bildet. Die Knie sind im Kniegelenk leicht gebeugt. Der Kopf befindet sich zwischen den Armen, wobei der Blick nach unten gerichtet ist. Spüren Sie zunächst die Dehnung im Schulter- und Brustbereich.
2. Nun ziehen Sie das Kinn zum Brustbein und schaukeln es in kleinen, langsamen Bewegungen am Brustbein entlang nach rechts und links.
3. Nach 8 bis 10 mobilisierenden Schaukelbewegungen lassen Sie das Kinn nach rechts gerichtet, sodass es zur rechten Achsel zeigt. Nach weiteren 6 bis 8 Sekunden schaukeln Sie es in

Richtung linker Achsel und halten es auch dort 6 bis 8 Sekunden. Lassen Sie den Atem dabei gelöst fließen und nehmen Sie die Nackendehnung wahr. 2- bis 4-mal wiederholen, dann in einer angenehmen Position nachspüren.

4. Nehmen Sie die Ausgangsposition wie zuvor ein. Drehen Sie dann den Kopf nach rechts und schauen Sie aus den Augenwinkeln nach oben zur Decke. Den Kopf dabei aber nicht in den Nacken nehmen; er bleibt zwischen den Armen und das Kinn bleibt angezogen. Nach 10 Sekunden zurückdrehen und die Seite wechseln, jeweils 2- bis 4-mal.
5. Wiederholen Sie die Übung im Vierfüßlerstand, also auf Händen und Knien. Der Hinterkopf bildet mit dem Rücken eine Linie, die Stirn zeigt nach unten. Drehen Sie dann den Kopf sanft und langsam ein wenig hin und her.

2 Kräftigung

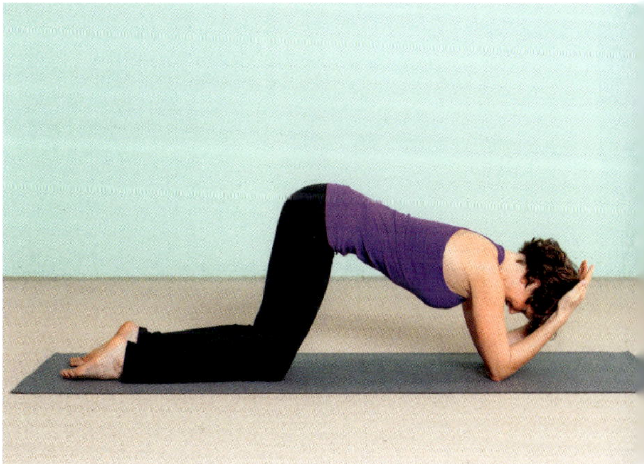

1. Begeben Sie sich aus dem Vierfüßlerstand heraus in den Unterarmstütz und legen Sie die Unterarme auf dem Boden auf. Legen Sie den Hinterkopf in beide nach oben gerichteten Hände und schauen Sie zu den Knien. Rücken und Nacken sollen eine Linie bilden. Erspüren Sie zuerst die Entlastung und Entspannung im Schulter-Nackenbereich sowie in der Halswirbelsäule.
2. Ziehen Sie nun das Kinn zum Brustbein und spüren Sie die Dehnung in den kurzen Nackenmuskeln. Wenn Sie wollen, können Sie mit Ihren Fingern sanft beim »Kopf einrollen« helfen. Die Dehnung 10 bis 30 Sekunden halten und dabei gelöst weiteratmen.
3. Postisometrisch: Das Kinn ist wieder angezogen. Dann drücken Sie den Hinterkopf in Ihre Hände und halten die Anspannung 6 bis 8 Sekunden. Danach die Spannung lösen und den Kopf so weit wie möglich einrollen und wie oben die kleinen Nackenmuskeln dehnen.

3 Kräftigung und Mobilisation

1. Nehmen Sie wieder den Unterarmstütz ein, wobei die Unterarme etwa schulterbreit auf dem Boden liegen. Die Oberarme stehen senkrecht unter dem Schultergelenk.
2. Legen Sie einen weichen Ball unter Ihre Stirn, etwa im Bereich des Haaransatzes. Lassen Sie die Stirn darauf ruhen. Wichtig ist, dass die Halswirbelsäule nicht abgeknickt ist, sondern der Hinterkopf eine Linie mit dem Rücken bildet. Sie können sich für diese Ruheübung so viel Zeit nehmen, wie Sie wollen.
3. Ziehen Sie das Kinn zum Brustbein hin an und spüren Sie ganz bewusst die Dehnung hinten im oberen Nackenbereich. Halten Sie diese Position 6 bis 15 Sekunden und atmen Sie dabei gelöst weiter. Dann den Kopf entspannt zurückbewegen. Insgesamt ist dies nur eine kleine Bewegung, aber sehr wirkungsvoll.
4. Rollen Sie mit dem Kopf 6- bis 10-mal langsam in kleinen Bewegungen über den Ball. Erspüren Sie die Kopfgelenke und die Dehnung im oberen Nackenbereich bewusst.

Variante

Gleiche Ausgangsstellung einnehmen wie oben, jedoch den Kopf seitlich auf den Ball legen, sodass die rechte Kopfseite schwer aufliegt. Dann diese Kopfseite nach unten gegen den Ball drücken und die Spannung 6 bis 10 Sekunden halten. Dann locker lassen. 2- bis 4-mal wiederholen. Nachspüren und dann die Seite wechseln. Anschließend den Kopf wieder seitlich auf den Ball legen und leicht nach unten drücken. Jetzt das Kinn einige Male in kleinen Bewegungen anziehen, sodass eine seitliche Nickbewegung entsteht.

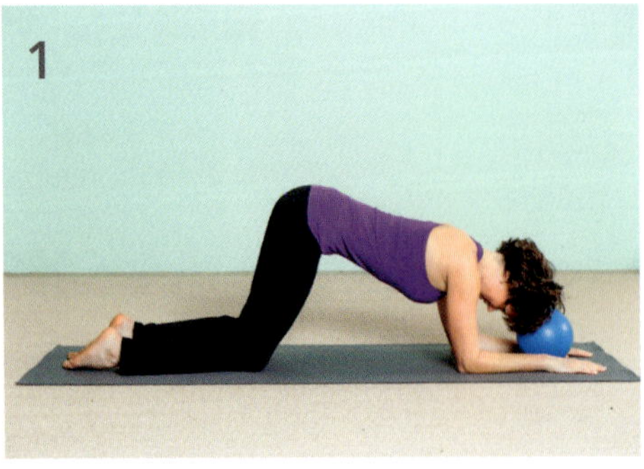

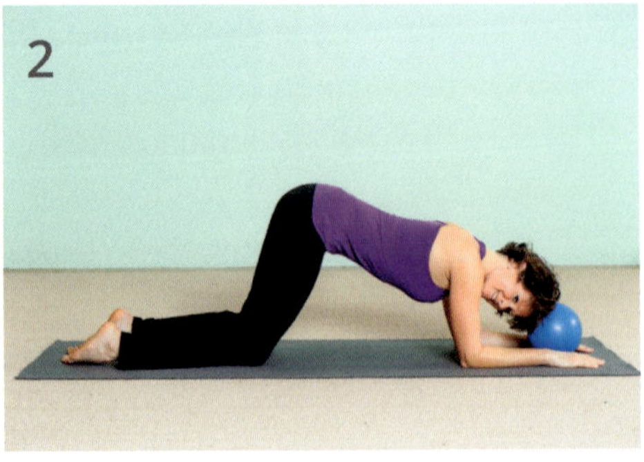

4 Atem- und Entspannungsübung

Diese Übung wird Ihnen besonders guttun, außer wenn die Verspannungen im Nackenbereich besonders stark sind. Verbleiben Sie in der beschriebenen Übungshaltung deshalb nur so lange, wie es Ihnen angenehm ist. Falls Sie Schwierigkeiten haben, sich den Atemstrom vorzustellen oder sich dem Atemrhythmus hinzugeben, sollten Sie sich vermehrt mit dem Atem und Atemübungen beschäftigen. Der Atem kann äußerst positiv auf Verspannungen und Schmerzen wirken.

1. Stellen Sie in der Rückenlage beide Beine auf oder legen Sie die Unterschenkel auf einen Stuhl. Schieben Sie den Tennisball unter Ihren Hinterkopf, und zwar dorthin, wo sich zwischen beiden Ohren oder etwas höher die Kuhle befindet. Die Nasenspitze sollte dabei zur Decke oder etwas nach vorn zeigen; auf keinen Fall darf sie nach hinten zeigen, das heißt, der Kopf überstreckt werden. Legen Sie die Hände locker auf den Bauch oder neben sich auf den Boden.
2. Geben Sie das Gewicht ihres Kopfes an den Ball ab und konzentrieren Sie sich auf Ihren Atem. Atmen Sie zum Bauch hin durch die Nase ein und stellen Sie sich vor, wie der Atemstrom an Ihrer Wirbelsäule entlang nach oben bis zum Hinterkopf – dorthin, wo der Ball liegt – fließt. Danach die Luft langsam und gelöst durch den Mund ausströmen lassen. Stellen Sie sich vor, dass diese vom Hinterkopf durch den Ball in den Boden hinein abgegeben wird – und mit ihr alle Anspannung.
3. Führen Sie die Übung wie vorher aus. Wenn Sie sich vorstellen, wie der Atem hoch bis zum Hinterkopf fließt, schieben Sie zusätzlich Ihren Scheitel in die Weite, also nach hinten. Dabei bewegt sich der Kopf ein wenig über den Ball, der Nacken streckt sich noch mehr. Beim Ausatmen den Kopf gelöst zurückgleiten lassen.

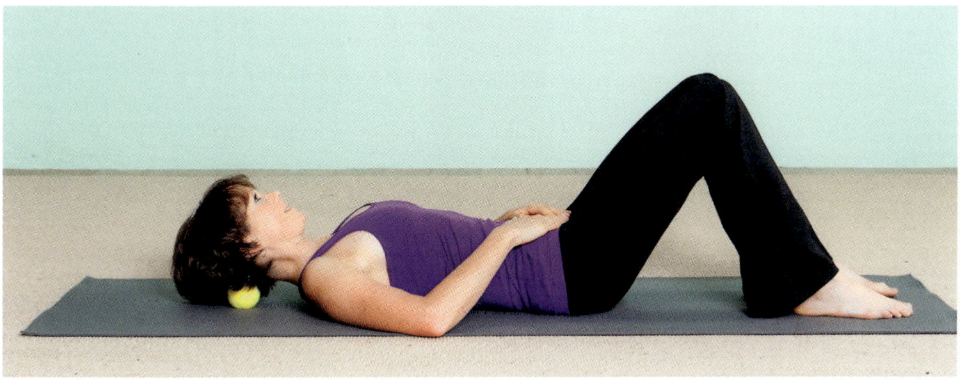

Programm 8 mit Noppenball

Es werden ein kleiner Noppenball, ein mittelgroßes Handtuch, eine Matte oder Decke und eventuell ein Hocker verwendet. Ausgangsstellungen sind Stand, Sitz und Rückenlage.

Lockerungsübung zum Aufwärmen

1. Winkeln Sie im Stehen mit leicht gebeugten Knien oder im aufrechten Sitz die Ellenbogen an, sodass die Unterarme nach vorn zeigen.
2. Schwingen Sie die Arme, wie beim Walking, wechselseitig vor und zurück. Der Oberkörper zeigt dabei nach vorn. Erspüren Sie die Lockerung im Schultergürtel.

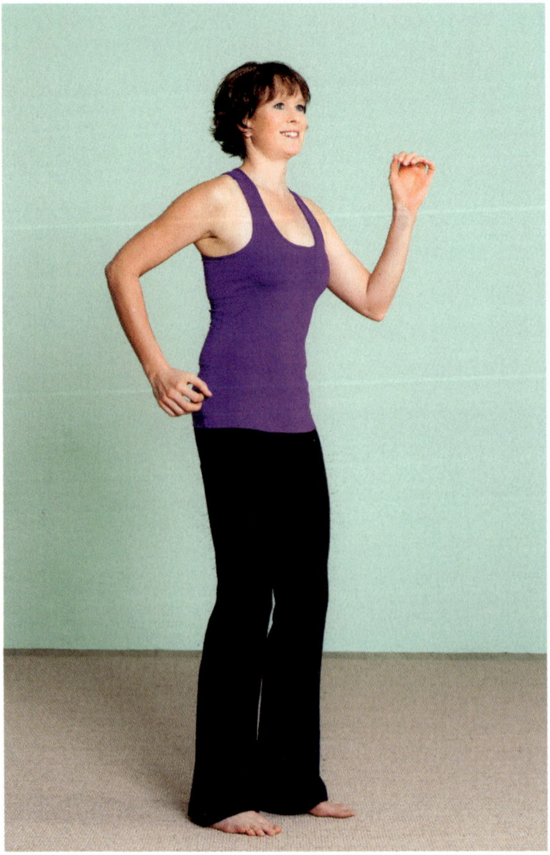

① Anregung der Durchblutung und Massage

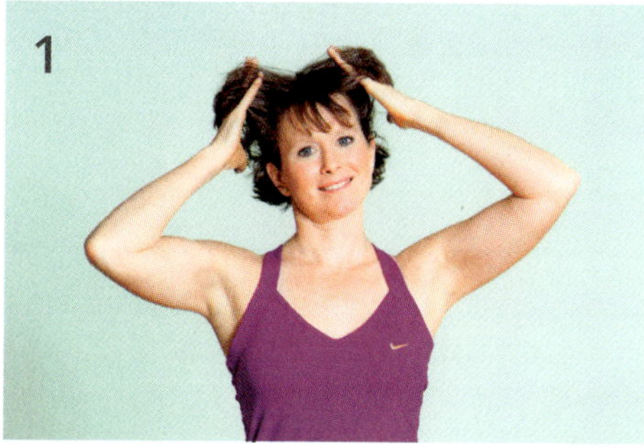

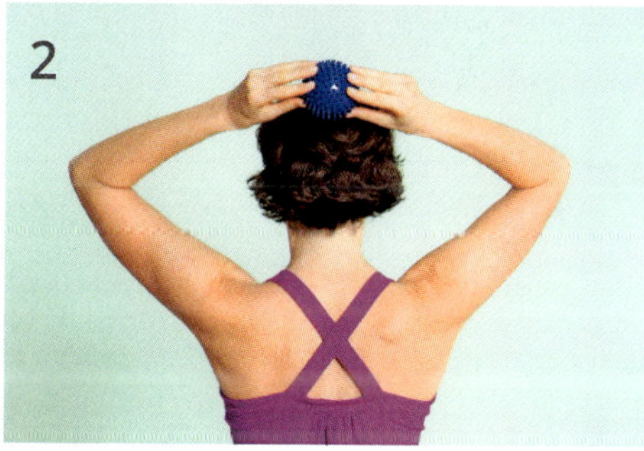

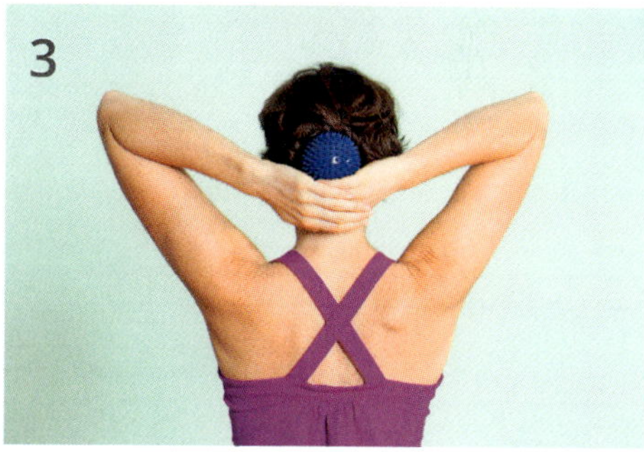

1. Raufen Sie sich zunächst die Haare, indem Sie mit allen Fingern hineinfahren und sie dann etwas von sich wegziehen, über den ganzen Kopf hinweg. Das regt die Durchblutung im Kopfbereich an und macht einen klaren Kopf. Für zwischendurch eignet sich diese Übung bestens.
2. Eine andere durchblutungsfördernde und für die Kopfmuskeln entspannende Übung kann mit dem Noppenball ausgeführt werden: Rollen Sie den Ball über Ihren ganzen Kopf hin und her, vom Hinterkopf über den Vorderkopf und auch seitlich an den Ohren vorbei. Nehmen Sie sich danach Zeit zum Nachspüren. Fühlt sich die Kopfhaut stärker durchblutet an?
3. Jetzt legen Sie den Noppenball an Ihren Hinterhauptrand, in die Kuhle in der Mitte. Legen Sie beide Hände übereinander auf den Ball und üben Sie etwas Druck auf ihn aus. Die Ellenbogen zeigen dabei nach außen. Achten Sie darauf, dass Sie im Schulterbereich locker und entspannt bleiben. Die Spannung 6 bis 10 Sekunden halten, dann entspannen. 2- bis 4-mal wiederholen. Machen Sie diese Übung nur, wenn sie Ihnen nicht unangenehm ist. Nur so viel Druck ausüben, wie Ihnen guttut.
4. Anschließend führen Sie in diesem Hinterkopfbereich kleine rollende Bewegungen mit dem Ball aus – auf und ab sowie seitlich von einem Ohr zum anderen.

2 Kräftigung

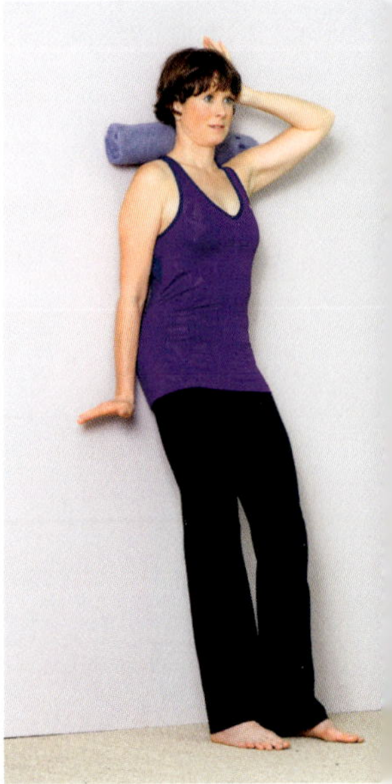

1. Legen Sie das Handtuch zweimal zusammen und rollen Sie es von der breiten Seite her zusammen, sodass es in die Halswirbelsäulenkrümmung hineinpasst. Stellen Sie sich mit leicht gebeugten Knien mit dem Rücken an eine Wand oder setzen Sie sich auf einen vor der Wand stehenden Hocker. Legen Sie die Handtuchrolle zwischen Halswirbelsäule und Wand. Die Füße stehen dabei etwa 30 Zentimeter vor der Wand.
2. Drücken Sie zuerst das Kreuz gegen die Wand, dann die Halswirbel gegen die Handtuchrolle. Wenn Sie ein Gefühl dafür entwickelt haben, stellen Sie sich vor, den Hinterkopf hochzuschieben und den Nacken lang zu machen. Die Anspannung 6 bis 10 Sekunden halten, dann lockern, aber den Kopf aufgerichtet lassen. 4- bis 6-mal wiederholen.
3. Nach einer Entspannungspause sollten auch die seitlichen Halsmuskeln gekräftigt werden: Legen Sie die rechte Hand seitlich an den Kopf und drücken Sie den Kopf gegen die Hand. Die Spannung 6 bis 10 Sekunden halten, dann locker lassen. Nach 2 bis 4 Wiederholungen die Seite wechseln.
4. Ausgangsstellung einnehmen wie oben: Führen Sie dieses Mal eine kleine Nickbewegung aus und spüren Sie dabei die massierende, durchblutungsfördernde Wirkung auf die oberen Nackenmuskeln.

3 Mobilisation und Lockerung

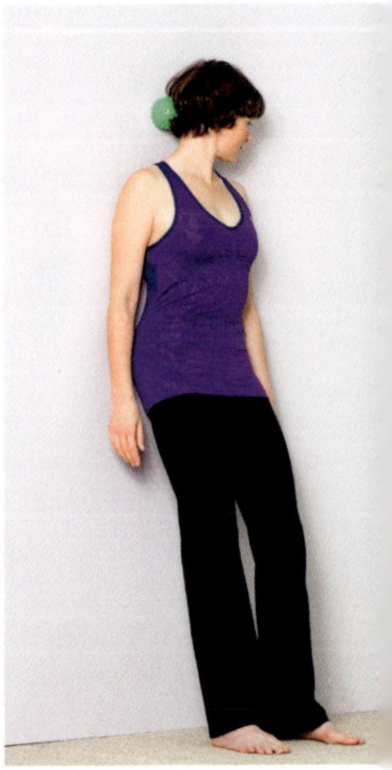

1. Stellen Sie sich wie vorher vor eine Wand. Die Knie sind etwas gebeugt, die Füße stehen etwa 30 Zentimeter von der Wand entfernt. Legen Sie den Noppenball in die Mitte des Hinterhauptrandes, wo sich die Kuhle befindet.
2. Drücken Sie zuerst den Kopf etwas dagegen, dann drehen Sie ihn langsam und mit geringem Bewegungsausschlag über den Ball nach rechts und links. Achten Sie darauf, dass das Kinn nicht nach oben geht, sondern eher leicht angezogen ist. Machen Sie die Übung solange Sie wollen und solange sie Ihnen guttut.

4 Entspannung der tiefen Nackenmuskeln

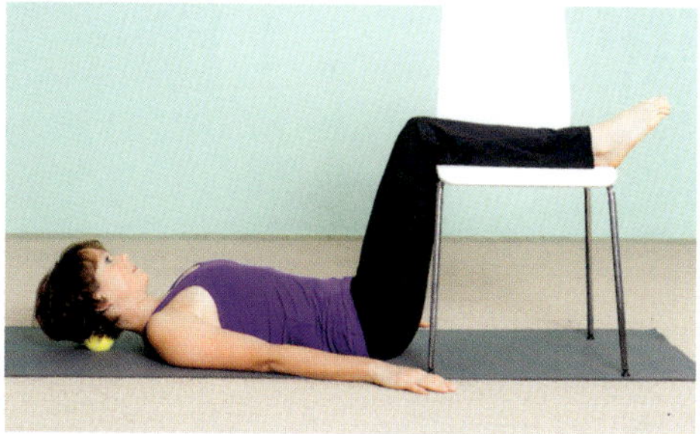

1. Legen Sie sich bequem auf eine Matte oder eine Decke auf den Boden. Stellen Sie die Beine auf oder legen Sie die Unterschenkel auf einen Stuhl, damit das Kreuz gut aufliegt. Legen Sie dann den Noppenball unter den Kopf, wiederum in die Kuhle in der Mitte des Hinterhauptrandes oder etwas weiter oben. Suchen Sie sich eine bequeme Stellung. Wenn Ihnen diese Übung zu unangenehm wird, brechen Sie sie ab, indem Sie den Ball vorziehen und den Kopf auf dem Boden ruhen lassen.
2. Rollen Sie den Kopf in derselben Stellung ein wenig nach rechts und links über den Ball und spüren Sie die Massage am Hinterkopf.
3. Ziehen Sie den Ball vor und legen Sie den Kopf auf dem Boden ab. Spüren Sie achtsam nach. Wo und wie liegt der Hinterkopf jetzt auf? Spüren Sie die vermehrte Durchblutung im Schädelbasisbereich? Können Sie im Nacken besser loslassen?
4. Nehmen Sie die gleiche Ausgangshaltung ein wie zuvor, aber führen Sie jetzt eine kleine Nickbewegung aus.
5. Lassen Sie den Kopf nach 6 bis 10 Sekunden auf dem Ball ruhen. Wiederholen, sooft es Ihnen guttut – am Anfang nicht übertreiben. Ziehen Sie danach den Ball vor, lassen Sie den Kopf auf dem Boden liegen und spüren Sie nach.

Tipp

Legen Sie den Ball auch einmal unter das Kreuzbein und geben Sie Ihr ganzes Gewicht über den Ball an den Boden ab. Das entspannt den Becken-Kreuz-Bereich, was Sie besonders dann spüren, wenn Sie den Ball nach einer Weile vorziehen und sich auf das nun am Boden aufliegende Kreuzbein konzentrieren.

Programm 9 mit Thera-Band®

Sie benötigen ein Thera-Band (Gummiband aus Latex), das in verschiedenen Stärken in Sportgeschäften erhältlich ist. Es eignet sich besonders für Kräftigungs-, aber auch für Dehnungsübungen. Zusätzlich können Sie Redondo- oder Pilatesball, Handtuch, Hocker und eine Decke verwenden. Die Ausgangsstellungen nehmen Sie im Sitzen, Stehen oder im Unterarmstütz ein.

1 Lockerung, Atmung, Dehnung

1. Fassen Sie im Gehen, Stehen oder Sitzen das Thera-Band etwa schulterbreit und schwingen Sie es in alle möglichen Richtungen, sowohl vor als auch neben dem Körper.
2. Nehmen Sie dann beide Arme mit dem gespannten Thera-Band nach oben und ziehen Sie es weit über dem Kopf leicht auseinander, dabei einatmen. Beim Nach-unten-Führen langsam und gelöst ausatmen. 2- bis 4-mal wiederholen.
3. Ziehen Sie das Band anschließend vor dem Körper diagonal auseinander, einatmen; beim Lockerlassen ausatmen. Die Diagonalen wechseln.

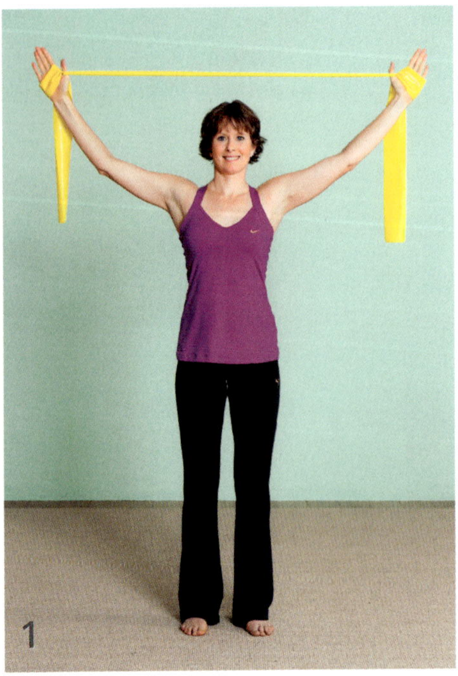

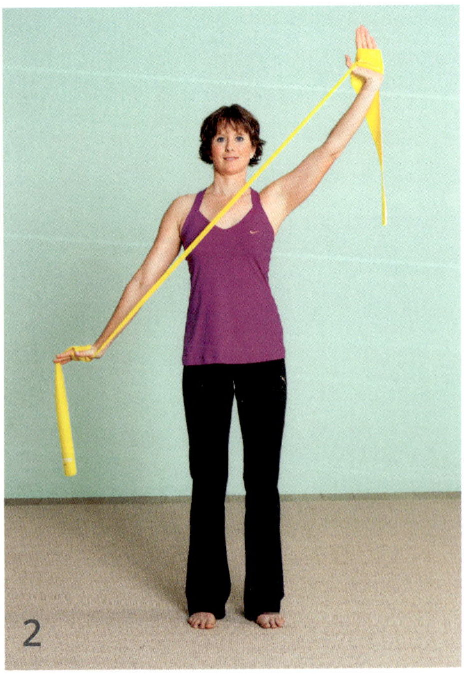

2 Dehnung und Lösung der seitlichen Nackenmuskeln

1. Legen Sie das Thera-Band über Ihre rechte Schulter und fassen es vorn mit der rechten und hinten mit der linken Hand etwa in Brusthöhe. Spannen Sie es an, indem Sie beide Teile nach unten ziehen, und lassen Sie die Schulter bewusst mit nach unten gehen.
2. Schieben Sie jetzt zuerst das Kinn ein wenig zurück, recken den Kopf vom Scheitel her nach oben und legen ihn dann zur linken Seite, sodass sich das linke Ohr der linken Schulter nähert. Dabei gelöst weiteratmen. Halten Sie die Dehnung 15 bis 30 Sekunden, dann die Spannung lösen, den Kopf aufrichten und nachspüren. Die Seite wechseln; jeweils 4-mal ausführen. Achten Sie unbedingt darauf, das Kinn nicht nach vorn zu schieben – eher ein wenig nach hinten und unten.

Variante

Legen Sie das Thera-Band wie vorher über Ihre rechte Schulter und schieben Sie diese mit dem Band nach unten. Machen Sie den Nacken lang und drehen Sie dann den Kopf nach rechts, während Sie mit dem Band die rechte Schulter weiter nach unten ziehen. Senken Sie nun noch das Kinn in Richtung linke Schulter. Die Dehnung 15 bis 30 Sekunden halten, dann den Kopf zurückdrehen und nachspüren. Die Seiten wechseln, jeweils 4- bis 6-mal ausführen. Sie können auch in der Endposition eine kleine Nickbewegung ausführen.

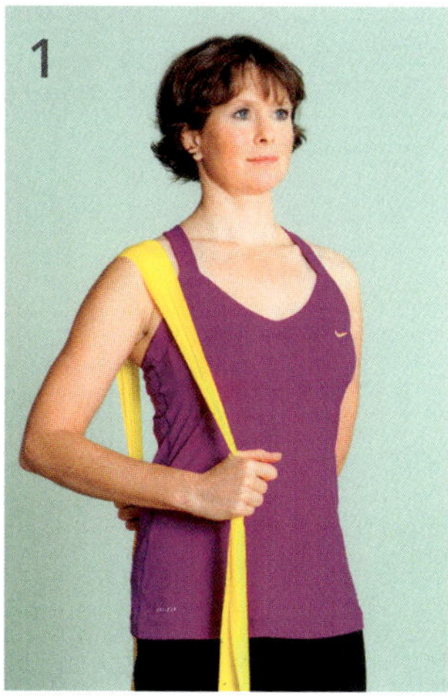

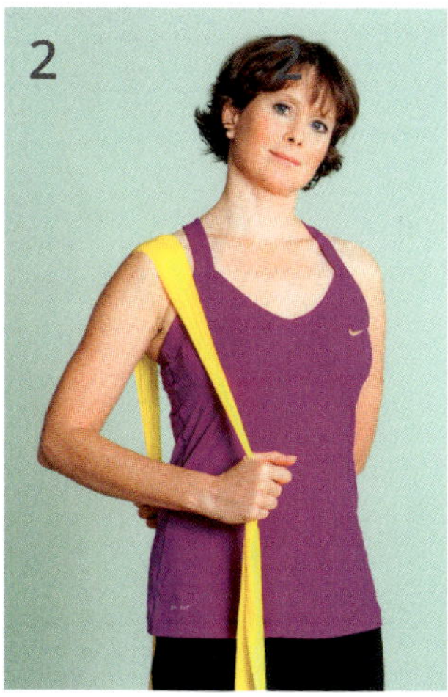

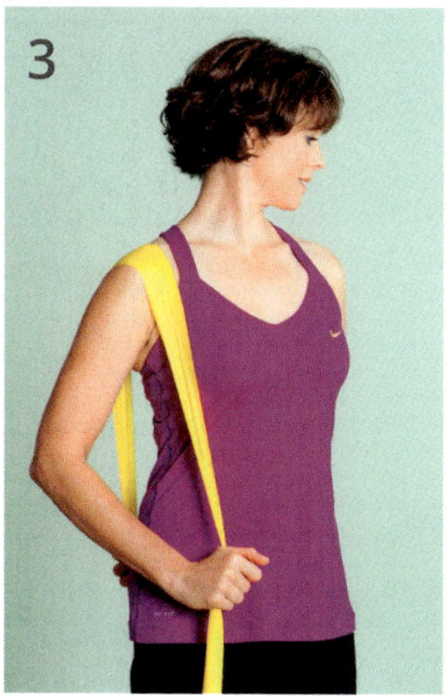

3 Kräftigung und Dehnung

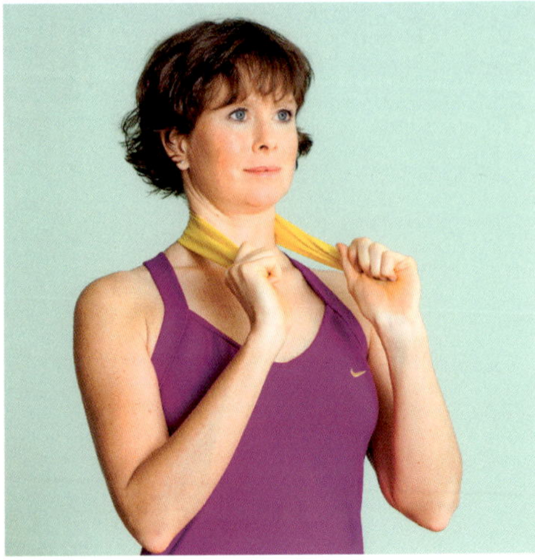

1. Legen Sie das Thera-Band verkürzt in den Nacken. Wenn Ihnen das Material unangenehm ist, legen Sie ein Tuch zwischen Nacken und Latexband.
2. Schieben Sie den Scheitel nach oben und drücken Sie den Nacken 6 bis10 Sekunden gegen das Band. 4- bis 6-mal wiederholen.

4 Dehnung, Lockerung, Mobilisation

1. Legen Sie das Thera-Band breitflächig auf den Hinterkopf (auch ein Handtuch wäre möglich) und halten Sie es vorn fest. Den Kopf vorbeugen.
2. Drehen Sie den Kopf gegen den Widerstand des Bands nach rechts und schauen Sie zu Ihrer rechten Schulter. Verharren Sie in der Endstellung 6 bis 10 Sekunden und atmen Sie gelöst weiter.
3. Drehen Sie dann den Kopf in der vorgebeugten Stellung zur anderen Seite. Zu jeder Seite 4-mal ausführen.

Varianten

1. Pendeln Sie den leicht vorgebeugten Kopf in einer fließenden, langsamen Bewegung nach rechts und links.
2. Legen Sie das Thera-Band breitflächig um den Hinterkopf und überkreuzen Sie es vor der Stirn. Halten Sie es gespannt, den rechten Teil mit der linken Hand und den linken Teil mit der rechten Hand, fest. Achten Sie auf eine aufrechte Kopfhaltung. Drehen Sie den Kopf gegen den Widerstand des Bandes zur rechten Seite und halten Sie die Spannung 4 bis 6 Sekunden, dann zur linken Seite genauso. Zu jeder Seite 2- bis 4-mal ausführen. Achten Sie darauf, das Kinn eher ein wenig zurückzudrücken statt nach oben. Die Schultern nicht hochziehen und danach auslockern. Wiederholen Sie die Übung mit vorgebeugtem Kopf.

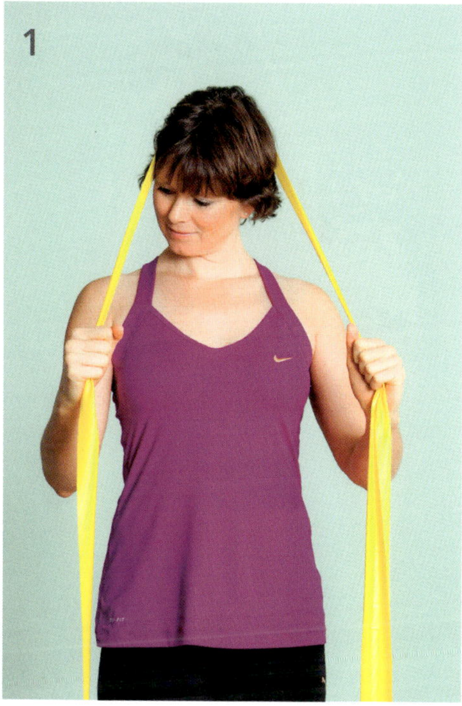
1

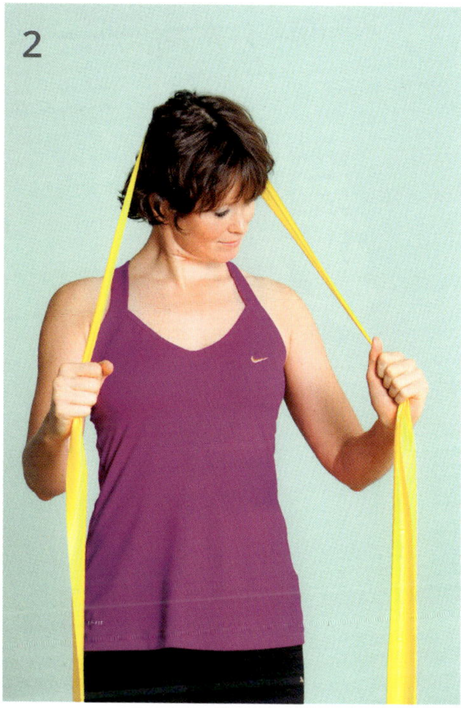
2

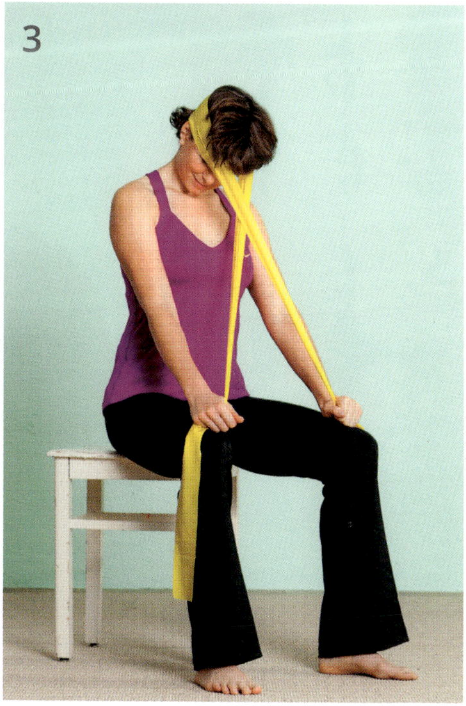
3

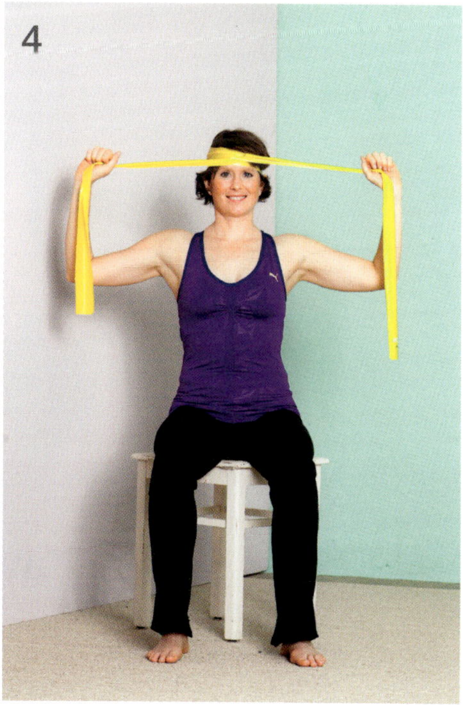
4

5 Kräftigung und Haltungsübung

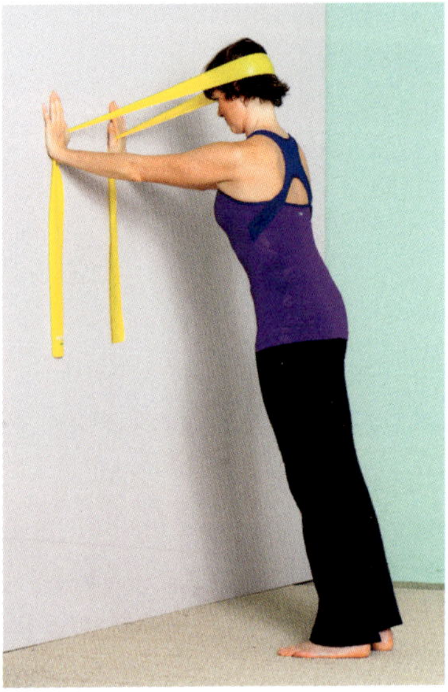

Übungen mit dem Thera-Band an der Wand sind besonders empfehlenswert. Achten Sie dabei unbedingt auf eine gute Ausgangsstellung des Kopfes. Der Hinterkopf muss sich in einer Linie mit dem Rücken befinden und das Kinn eher leicht nach unten zeigen.

1. Stellen Sie sich einen Schritt von einer Wand entfernt auf und nehmen Sie das Thera-Band etwas mehr als schulterbreit in beide Hände. Legen Sie das Band flächig um Ihren Hinterkopf, kommen Sie mit Ihrem Oberkörper in einer leichten Schräglage nach vorn und stützen Sie sich mit beiden Händen – in denen Sie das Band festhalten – an der Wand ab. Ihr gesamter Körper bildet dabei eine Linie, die Ellenbogen sind gebeugt.
2. Spannen Sie nun zuerst bewusst die Bauch- und Gesäßmuskeln an, sodass Ihr Becken stabilisiert ist und kein unphysiologisches Hohlkreuz entsteht. Spannen Sie auch Ihre Schulterblattmuskeln an und fixieren Sie Ihre Schulterblätter nach unten.
3. Drücken Sie dann den Kopf gegen den Widerstand des Bandes nach hinten, wobei sich die Ellenbogen etwas strecken. Den Kopf aber nicht nach hinten abknicken! Halten Sie die Anspannung 8 bis 12 Sekunden lang und geben Sie dann wieder nach. Wiederholen Sie die Übung 4- bis 6-mal.
4. Entspannen Sie danach gut und nehmen Sie die aufrechte, leichtere Kopfhaltung bewusst wahr. Vielleicht haben Sie jetzt das Gefühl, dass Sie den Kopf nun leichter tragen und balancieren können. In der Position mit dem Kopf ganz kleine, minimale Nickbewegungen ausführen.

Variante

Drehen Sie den Kopf ein wenig gegen den Widerstand des Thera-Bandes nach rechts und halten Sie die Spannung 4 bis 6 Sekunden, dann nach links. 2- bis 4-mal mit jeder Seite ausführen, danach entspannen und nachspüren. Wie fühlt sich der Nackenbereich jetzt an?

6 Kräftigung

1. Knien Sie sich auf den Boden und legen Sie die Unterarme auf. Wirbelsäule und Hinterkopf befinden sich auf einer geraden Linie. Legen Sie das Thera-Band über den Hinterkopf und achten Sie darauf, dass das Kinn zu ihrem Brustkorb zeigt. Spannen sie das Thera-Band sehr kurz und halten Sie es mit der rechten und linken Hand am Boden fest.
2. Drücken Sie dann den Hinterkopf gegen den Widerstand des Bandes nach oben. Der Kopf bewegt sich dabei kaum; es geht hier nur um eine isometrische Anspannung ohne Bewegungsausschlag. Die Spannung 6 bis 10 Sekunden halten. Dann entspannen.
3. 4- bis 6-mal wiederholen.

Variante

Ausgangsstellung wie oben einnehmen, dann den Kopf gegen den Widerstand des Bandes langsam abwechselnd nach rechts und links drehen. Mit dem Kopf nicken. Diese Übung ist sehr empfehlenswert.

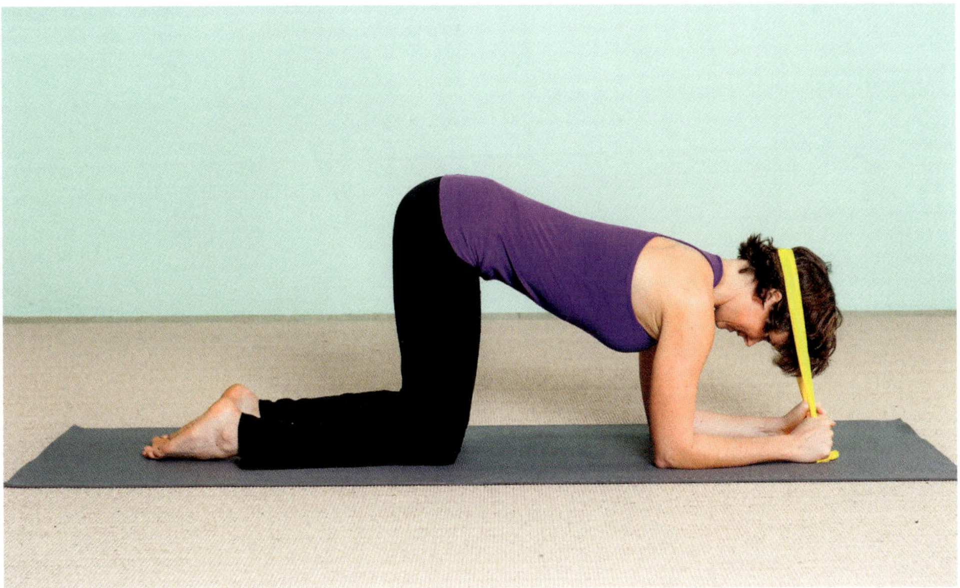

7 Entspannung

1. Legen Sie sich auf den Boden, wobei Sie ein zusammengelegtes Handtuch oder einen weichen, wenig aufgeblasenen Redondo- oder Pilatesball unter Ihren Kopf legen können. Die Beine entweder aufstellen oder die Unterschenkel auf einen Hocker legen. Wenn Sie wollen, können Sie die Beine auch ausstrecken und eine Rolle oder zusammengelegte Decke unter die Knie legen. Atmen Sie nun ganz gelöst ein und aus, und spüren Sie Ihren Atem. Können Sie ihn im Bauchraum wahrnehmen?
2. Nach einer Weile atmen Sie bewusst zum Nacken hin ein und aus. Können Sie wahrnehmen, wie der Nacken beim Einatmen sich eher etwas dehnt und beim Ausatmen sich entspannt? Spüren Sie dem Atem ganz ruhig, entspannt und gelöst nach.
3. Entspannen Sie sich mehr und mehr, und lassen Sie die gesamten Nackenmuskeln zur Ruhe kommen. Vergessen Sie auch nicht, Ihre Gesichtsmuskeln ganz gelöst sein zu lassen, sodass der ganze Kopfbereich zur Ruhe kommt.

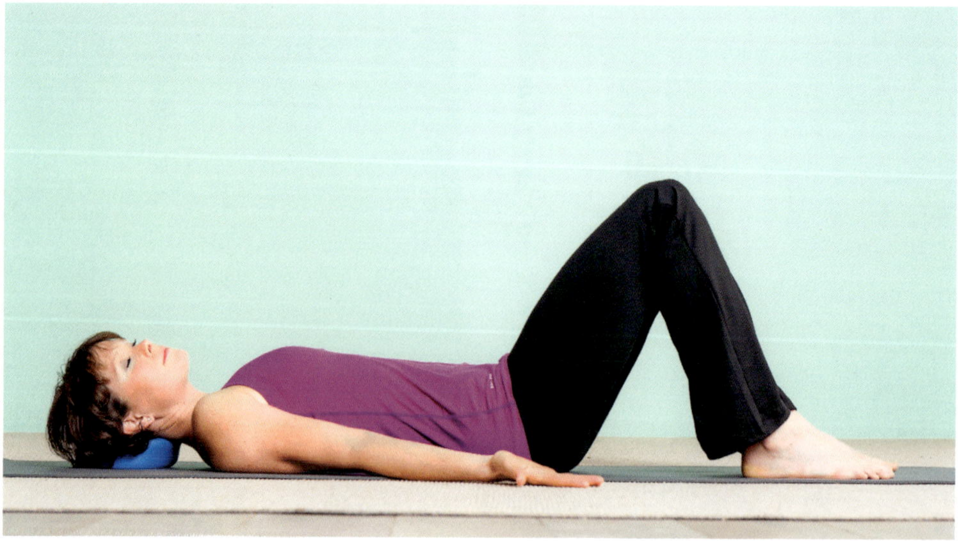

Programm 10 am Schreibtisch

Dieses Übungsprogramm eignet sich ganz besonders für alle Schreibtisch- und PC-Arbeiter. Sehr viele Halswirbelsäulen- und Nackenprobleme entstehen durch stundenlanges Sitzen am PC. Jeder sollte sich angewöhnen, immer wieder zwischendurch Übungen auszuführen, welche die Halswirbelsäule entlasten und die Nackenmuskeln lockern.

(1) Lockerung der Schulterpartie

1. Setzen Sie sich aufrecht auf einen Stuhl, zum Beispiel den Schreibtischstuhl, und legen Sie die Hände überkreuzt auf die Oberschenkel.
2. Strecken Sie dann die Arme schwungvoll diagonal nach oben und spreizen Sie die Finger, sodass die Handflächen nach vorn zeigen. Auch der Oberkörper und der Blick bleiben dabei nach vorn gerichtet.
3. Einige Male wiederholen, dann gelöst sitzen bleiben und nachspüren.

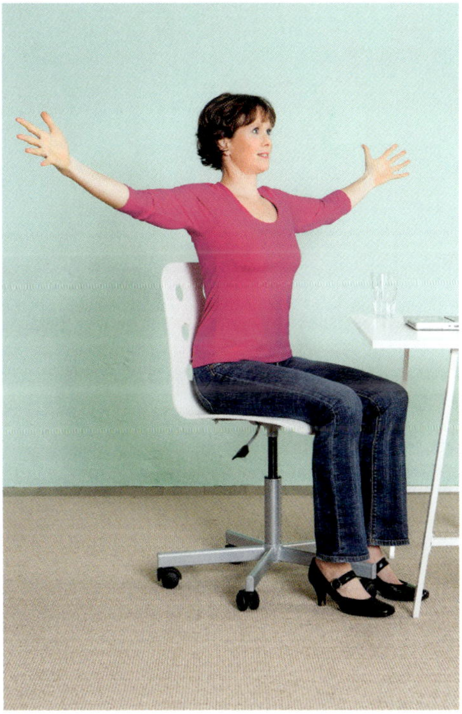

Variante

Wenn Sie die Arme nach oben strecken, schauen Sie einmal der rechten Hand hinterher, das nächste Mal der linken. Immer im Wechsel. Mit der Atmung verbinden: Beim Nachoben-Schwingen und Hinterherschauen der Arme einatmen, beim Zurückbewegen ausatmen.

② Massage der Nackenmuskeln

1. Setzen Sie sich auf die Vorderkante eines Stuhles, beugen Sie sich mit geradem Rücken nach vorn und setzen Sie den linken Ellenbogen auf die Tischplatte. Legen Sie den Kopf in die linke Handfläche oder auf die Fingerkuppen und stützen Sie ihn ab.
2. Legen Sie dann den Daumen der rechten Hand in die Kuhle zwischen den Ohren, wo die Halswirbelsäule in den Kopf mündet. Führen Sie mit dem Daumen kleine und größere Kreisbewegungen in dieser Kuhle aus.

Varianten

1. Massieren und streichen Sie mit dem Daumen den ganzen Schädelbasisbereich von links nach rechts aus: vom linken Ohr bis zu der Kuhle in der Mitte; später gegengleich. Spüren Sie dann der Massageübung in Ruhe und entspannt nach und vergleichen Sie beide Seiten. Wechseln Sie dann die Seite.
2. Nehmen Sie die gleiche Ausgangsstellung wie oben ein, aber streichen Sie mit den mittleren Fingerknöcheln der Faust die Kuhle zwischen den Ohren, später den Muskel neben der Halswirbelsäule von oben nach unten aus.
3. Reiben Sie mit den Fingerknöcheln, die Sie diesmal quer aufsetzen, am Schädelbasisrand von einem Ohr bis zur Mitte. Spüren Sie die vermehrte Durchblutung und genießen Sie das befreitere Nackengefühl.

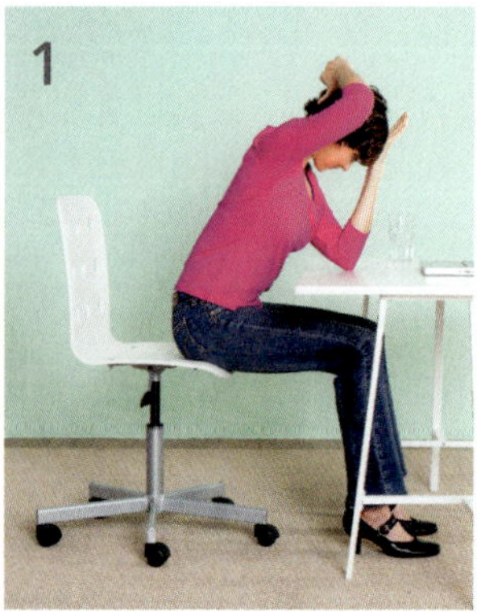

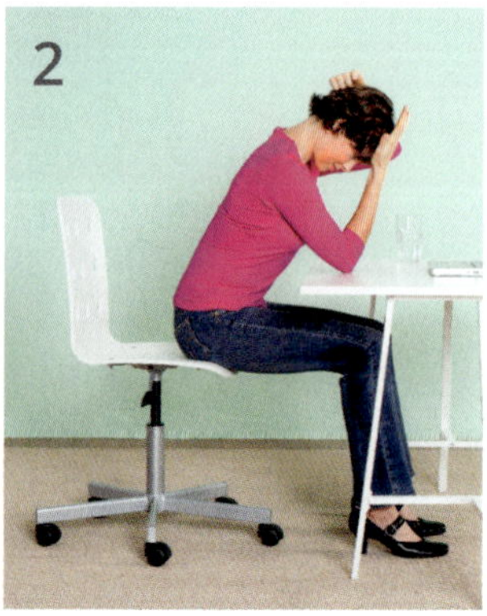

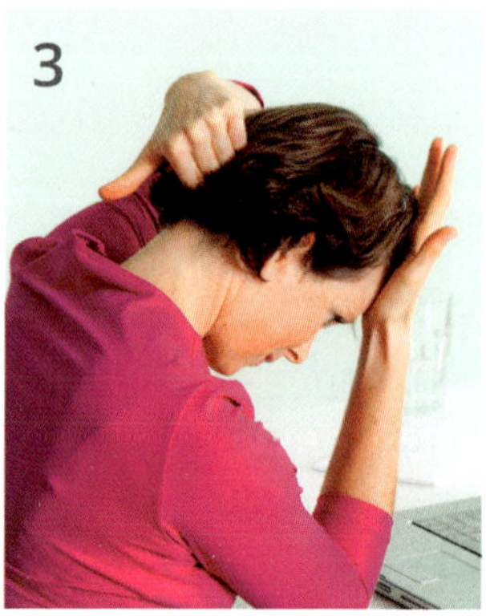

3 Entlastung der Halswirbelsäule und Kräftigung der vorderen Halsmuskulatur

1. Setzen Sie sich wie vorher auf einen Stuhl und beugen Sie sich mit geradem Rücken nach vorn. Setzen Sie beide Ellenbogen auf die Schreibtischplatte, Verschränken Sie beide Hände übereinander zu Fäusten und legen Sie das Kinn darauf. Drücken Sie dann das Kinn nach unten gegen die Fäuste und spüren Sie, wie sich dabei der obere Nackenbereich in der Kopfgelenksregion öffnet. Die Spannung 6 bis10 Sekunden halten, dann locker lassen. 4- bis 6-mal wiederholen.
2. Drücken Sie wie oben das Kinn gegen die locker gehaltenen Fäuste und schaukeln Sie es dann ein wenig nach rechts und links. Nehmen Sie die mobilisierende, lösende Bewegung in den kleinen Kopfgelenken wahr.
3. Legen Sie dieses Mal die Stirn auf die Handballen oder auf die Finger, wobei die Fingerkuppen in Richtung Kopfmitte zeigen. Lassen Sie zunächst den Kopf mindestens 10 bis 20 Sekunden auf den Handballen oder Fingern ruhen und stellen Sie sich dabei vor, dass der Nacken weit wird. Vielleicht gelingt es Ihnen sogar, dorthin zu atmen. Dadurch können Sie den Nackenbereich und die obersten Kopfgelenke entspannen.
4. Danach drücken Sie die Stirn nach unten in die Hände und ziehen gleichzeitig das Kinn in einer Nickbewegung ein wenig in Richtung Brustbein. Die Spannung 6 bis 10 Sekunden halten, dann locker lassen. 4- bis 6-mal wiederholen. Den Atem dabei gelöst fließen lassen oder beim Anziehen des Kinns ausatmen.

Variante

Führen Sie einige Male hintereinander eine kleine flüssige Nickbewegung aus.

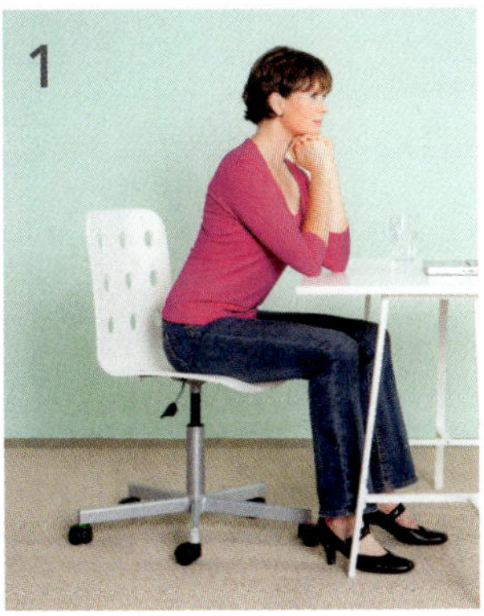

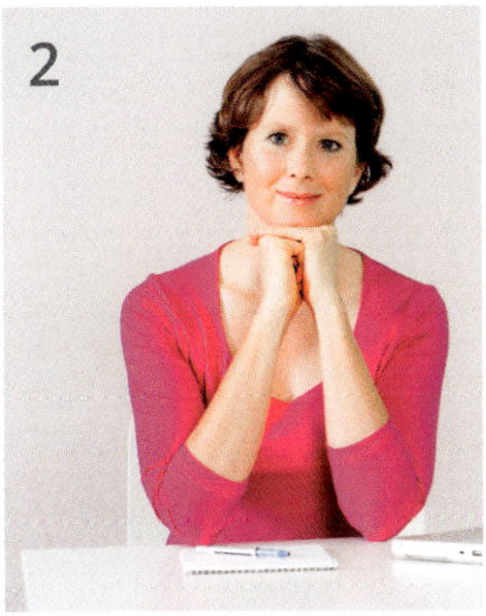

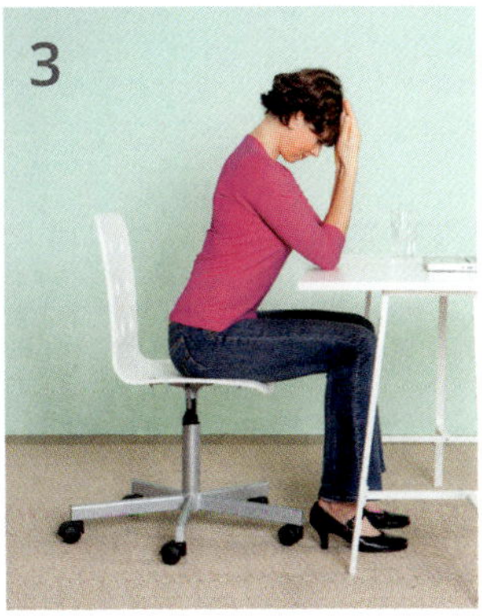

4 Dehnung für den oberen Schulterbereich und die Brustmuskulatur

Diese Übung sollte immer wieder zwischendurch ausgeführt werden, um die verkürzten Muskeln zu dehnen.

1. Schieben Sie den Stuhl etwas weiter vom Schreibtisch weg, setzen Sie sich auf die Vorderkante und beugen Sie den Rücken mit gerader Wirbelsäule nach vorn. Der Hinterkopf befindet sich in einer Linie mit dem Rücken, das Kinn ist leicht angezogen. Legen Sie die gestreckten Arme oder Hände auf die Tischplatte.
2. Bewegen Sie das Brustbein nach unten und schieben Sie im Wechsel den rechten und linken Arm weit nach vorn in die Verlängerung. Führen Sie diese Dehnungsübung langsam aus und lassen Sie den Atem gelöst fließen.

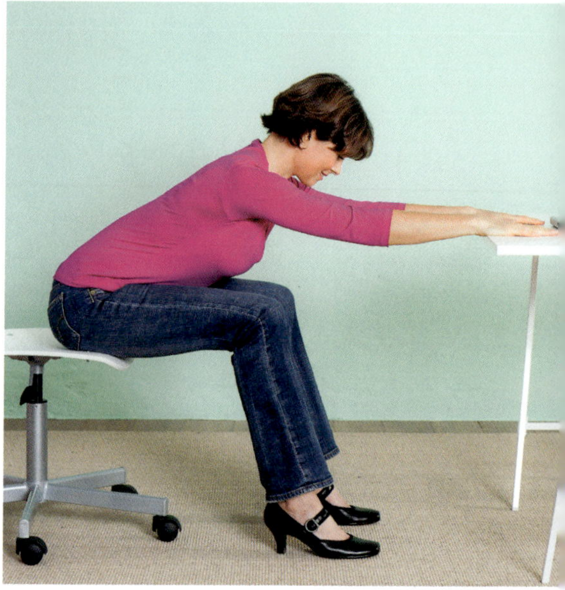

Variante

Bleiben Sie in der Dehnposition sitzen. Achten Sie wieder darauf, dass die Stirn nach unten zeigt und das Kinn leicht angezogen ist. Drehen Sie dann den Kopf ein wenig nach rechts und nach links. Führen Sie diese Bewegung ganz langsam aus.

5 Kräftigung und Massage der seitlichen Nackenmuskeln

1. Setzen Sie sich wie zuvor vor einen Schreibtisch oder Computertisch und stützen Sie die Ellenbogen auf. Achten Sie auf eine gerade Rücken- und Kopfhaltung und legen Sie Ihre Hände senkrecht an die rechte und linke Kopfseite. Sie schauen dabei auf die Tischplatte. Drücken Sie dann den Kopf zuerst 6 bis 10 Sekunden gegen die rechte Hand, dann locker lassen, anschließend gegen die linke Hand. Wiederholen Sie diesen Ablauf 2- bis 4-mal.
2. Legen Sie dann Ihre Fingerkuppen rechts und links neben die Halswirbelsäule und streichen Sie die seitlichen Nackenmuskeln von oben nach unten einige Male aus.

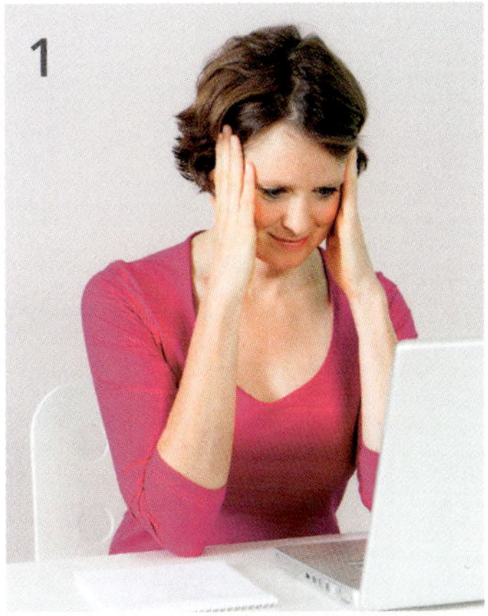

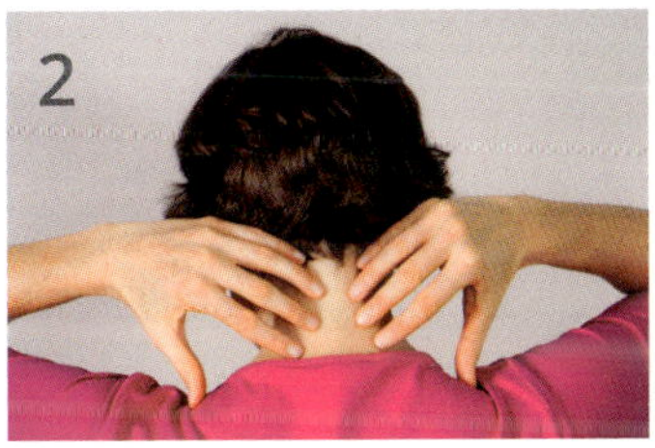

6 Dehnung und Mobilisation

1. Setzen Sie sich aufrecht auf einen Stuhl und schlagen Sie das rechte Bein über das linke. Legen Sie die linke Hand an das rechte Knie und drücken Sie sanft dagegen.
2. Drehen Sie dann den Oberkörper, den rechten Arm und die rechte Schulter weit zurück und schauen Sie dabei über die rechte Schulter nach hinten. Diese Dehnposition 20 bis 30 Sekunden halten und dabei gelöst weiteratmen.
3. Drehen Sie sich wieder zurück; nachspüren. Anschließend zur anderen Seite drehen, jeweils 2- bis 4-mal.

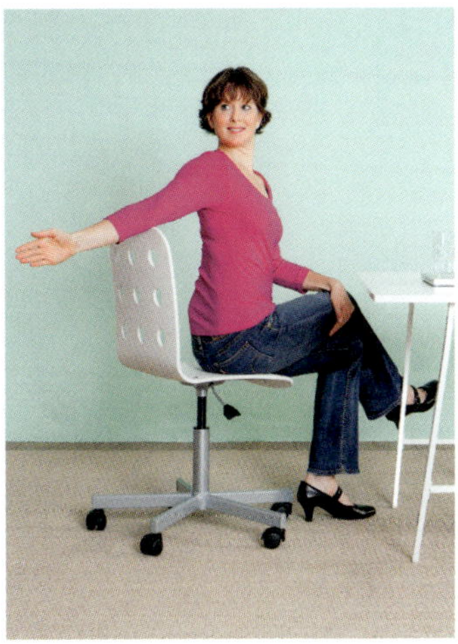

7 Kräftigung der kurzen Kopfnicker und Dehnung der kleinen Nackenmuskeln

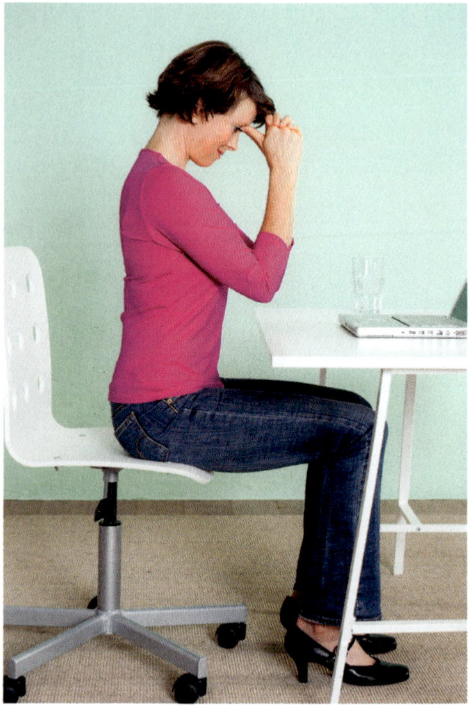

1. Beugen Sie den Kopf etwas nach vorn und legen Sie die Daumen beider Hände an die Innenseite der Augenwinkel, direkt unter den Augenbrauen. Legen Sie die Handballen aneinander und die Finger beider Hände übereinander.
2. Drücken Sie dann mit dem Kopf beziehungsweise den Augenbrauen nach unten gegen die Daumen und rollen Sie dabei den Kopf etwas ein. Die übrige Wirbelsäule bleibt gerade. Spüren Sie die Dehnung hinten im oberen Nackenbereich. Gleichzeitig kräftigen Sie die vorderen Halsbeugemuskeln. Die Anspannung 6 bis 10 Sekunden halten, dann entspannen. 4- bis 6-mal wiederholen.

Variante

Nehmen Sie die gleiche Daumen- und Handstellung wie oben ein. Führen Sie dann mit dem Kopf ganz minimale Nickbewegungen gegen die Daumen aus. Eine kleine Bewegung mit großer Wirkung!

Bei allen Übungen nicht vergessen: Der Kieferbereich bleibt entspannt; die Lippen liegen weich aufeinander.

8 Entspannung und Dehnung

1. Setzen Sie sich auf einen Stuhl und beugen Sie sich langsam nach vorn, indem Sie einen Wirbel nach dem anderen abrollen.
2. Lassen Sie dann den Oberkörper und den Kopf (!) schwer nach unten hängen. Lassen Sie das Gewicht des Kopfes ganz los. Stellen Sie sich vor, dass die Halswirbelsäule länger und länger wird. Die Arme hängen entweder zwischen oder neben den Beinen schwer nach unten. Den Atem gelöst fließen lassen. Erspüren Sie ihn besonders in der gedehnten Rückenpartie.

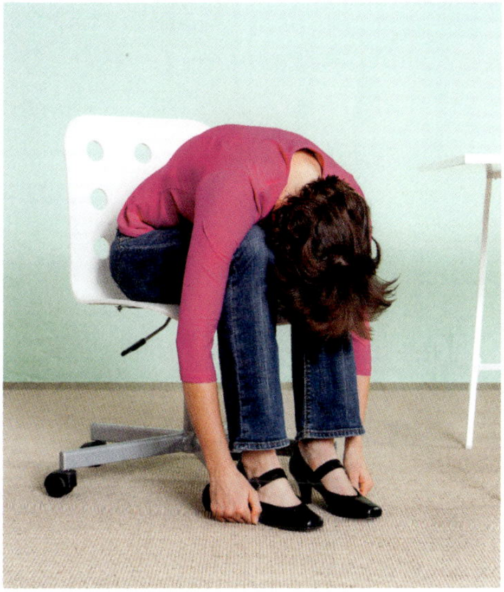

Tipp

Diese Übung ist auch im Stehen sehr angenehm, wenn man sich mit dem Gesäß an einer Wand abstützt und dann den Oberkörper langsam Wirbel für Wirbel abrollt und schließlich mit den Armen schwer nach unten hängen lässt.

Programm 11: Pilates

Joseph Pilates ging es schon Anfang des 20.Jahrhunderts um das achtsame Ausführen der Übungen. Er betonte, dass man sich auf jede Phase der Bewegung konzentrieren solle. Nur so können über Jahre angelegte Automatisationen und ungünstige Bewegungsmuster aufgelöst werden. Je aufmerksamer und präziser die Übungen ausgeführt werden, umso intensiver wirken sie und können in den Alltag übertragen werden. Die Bewegungen können besser kontrolliert werden.

Achtsamkeit und Atmung

Sehr viel Wert legte Pilates auch auf die Atmung. »Lerne vor allem anderen richtig zu atmen«, sagte er. Im Pilates-Training atmet man durch die Nase ein und durch den Mund aus. Eine verlängerte Ausatmung ist erwünscht und unterstützt die körperlichen sowie seelischen Lösungsprozesse.

Bei Pilates geht es um das Erreichen einer Muskelbalance durch Dehnung, Kräftigung und den tiefen Atem. Sehr viel Wert wird auch auf die Haltung gelegt, also auf die optimale Ausrichtung des Körpers im Alltag sowie bei den Übungen.

Das »Powerhouse«

Eine ganz grundlegende Sache ist bei Pilates das »Powerhouse«. Man spricht auch vom »Pilates-Kraftzentrum« und meint damit die tiefen Bauchmuskeln, Beckenbodenmuskeln sowie tiefen unteren Rückenmuskeln. In der Beckenbodengymnastik wird genau dieses Powerzentrum in der Körpermitte aktiviert. Pilates betonte damals schon: »Wenn das Fundament gestützt ist, findet auch in den oberen Stockwerken (Rücken, Schultergürtel, Nacken, Kopf) eine Entlastung statt.«

Programm nach Wahl

Dieses Übungsprogramm ist länger als die anderen. Sie müssen natürlich nicht jedes Mal alle Übungen hintereinander ausführen. Suchen Sie sich einfach einige aus. Günstig ist es immer, wenn Sie sich nach einer Übung, die Sie 4- bis 6-mal, aber auch öfter ausführen können, Zeit zum Nachspüren nehmen. Dann können sich die positiven Auswirkungen der Übung richtig vertiefen und »festsetzen«. Manchmal reicht schon eine Übung, die sehr bewusst ausgeführt und oft wiederholt wird.

Der Redondo- oder Pilates Ball

Die folgenden neun Übungen sind ohne oder idealerweise mit dem weichen Redondo- oder Pilatesball möglich. Der Ball unterstützt die Übungen auf angenehme Weise. Legen Sie ihn halb aufgeblasen unter den Schädelbasisbereich, also unter den Knochen am unteren Ende des Hinterkopfes. Dieser empfindliche und oft verspannte Bereich wird dadurch ideal unterstützt und mitsamt dem Nacken entlastet. Der Nacken, der häufig zu hohl ist (wie das Hohlkreuz), wird verlängert.

Pilates-Übungsprogramm

Für dieses Übungsprogramm benötigen Sie einen weichen Pilates- oder Redondo-Ball in der Größe von 22 bis 24 Zentimetern, einen Stuhl sowie einen Pilatesring.

1 Haltungsübung nach Pilates mit Schulterentspannung

Sie werden schnell erkennen, dass die Pilates-Haltung derjenigen entspricht, die wir von der Rückenschule her kennen. Die Gelenke (Knie-, Hüft-, Schulter- und Kiefergelenk) stehen, von der Seite betrachtet, senkrecht übereinander. Die Wirbelsäule sollte möglichst axial belastet werden, das heißt aufrecht und gerade gehalten werden, denn so ist sie am besten entlastet. Bei aufrechtem Rücken werden die Kräfte gleichmäßig und nicht einseitig auf die Bandscheiben verteilt.

Pilates beschreibt Körperhaltungen und Übungen gern mit »Bildern«, weil diese besser vom Gehirn abgespeichert werden können. Darum legt er viel Wert auf Imagination und Vorstellungskraft. Diese Übung heißt bei Pilates *Shoulder slides* oder Schultergleiten.

1. Stellen Sie sich aufrecht, mit hüftbreit geöffneten Beinen auf den Boden. Die Füße zeigen geradeaus. Die Gelenke befinden sich, von der Seite betrachtet, in einer Linie. Der Kopf thront auf der Halswirbelsäule, wobei der Scheitel des Kopfes in den Himmel schiebt. Der Nacken ist lang, die Schultern weit.
2. Visualisieren Sie dann die Wirbelsäule als eine Feder, die auseinandergezogen wird. Heben Sie nun beide Schultern in Richtung Ohren und lassen Sie sie ausatmend langsam nach unten gleiten, während der Scheitel des Kopfes nach oben zieht. Stel-

len Sie sich vor, dass die Schulterblatthebemuskeln kaugummiähnlich in die Länge gezogen werden: vom Atlas bis zu den Schulterblättern.

3. Wenn Sie die Schultern noch einmal anheben, erspüren Sie bewusst die Verkürzung und Anspannung der Schulterblatthebemuskeln. Senken Sie die Schultern danach wieder ausatmend, übergeben Sie sie einfach der Schwerkraft und stellen sich vor, dass die Schulterblätter zum Becken hinuntergleiten, als ob Sie sie in die Hosentaschen schieben wollten.
4. Ein anderes Bild: Visualisieren Sie die Schulterblätter wie zwei schmelzende Butterblöcke, während Kopf und Schultern sich voneinander entfernen.

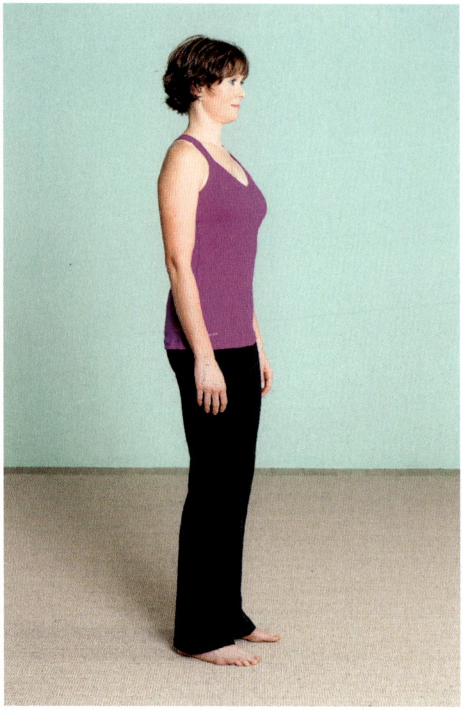

Tipp

Seufzen Sie beim Ausatmen herzhaft. Dann können sie mit der Luft und der Muskelspannung viel innere Anspannung ablassen.

2 Lösung von Verspannungen im Schulterblattbereich

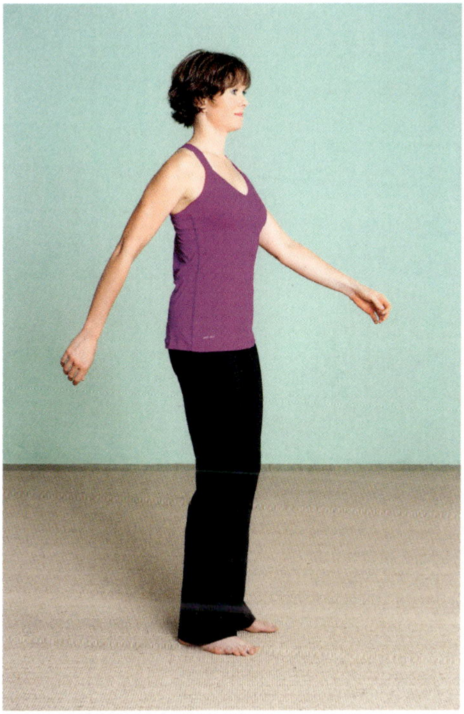

1. Stellen Sie sich wieder aufrecht hin. Die Knie ein wenig beugen; Arme und Schultern seitlich schwer herabhängen lassen, ohne dass die Schultern nach vorn fallen. Die Schultergelenke sollten sich senkrecht über den Hüftgelenken befinden.
2. Stabilisieren Sie zuerst die Körpermitte, das Powerhouse, indem Sie die Bauch- und Beckenbodenmuskeln anspannen. Lenken Sie dann Ihre Aufmerksamkeit auf den rechten Arm. Stellen Sie sich vor, wie er am Schulterblatt hängt, das wiederum am Schlüsselbein und Brustbein hängt. Pendeln Sie den rechten Arm nun wie ein dickes Tau in einer fließenden Bewegung vor und zurück, vor und zurück. Vertrauen Sie das Gewicht des Armes der Schwerkraft an, halten Sie aber den Nacken lang. Spüren Sie, wie dabei auch die Schulter unten bleibt.
3. Pendeln Sie 30 bis 60 Sekunden und spüren Sie danach der Übung nach. Vergleichen Sie den rechten und linken Schulterbereich. Gibt es auch einen Unterschied zwischen rechtem und linkem Nackenbereich? Dann mit dem anderen Arm pendeln. Während der Übung den Atem regelmäßig fließen lassen.

Variante

Pendeln Sie beide Arme gegengleich vor und zurück. Stellen Sie sich dabei vor, dass die Fingerspitzen und Arme schwer nach unten ziehen; den Nacken lang machen.

3 Schwingen mit dem Pilatesring

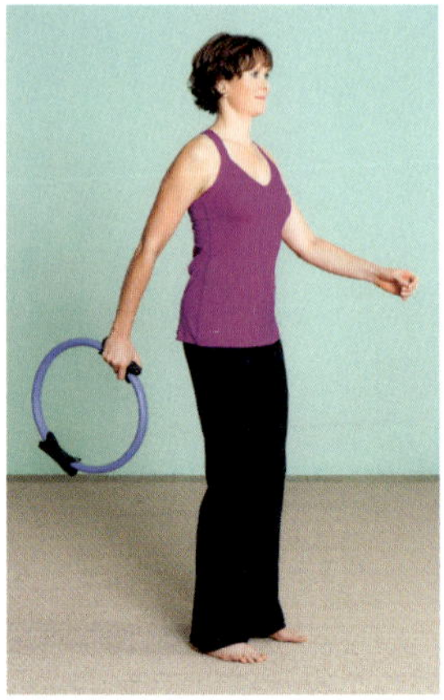

1. Diese Übung ist eine Fortführung der vorherigen Übung. Dazu nehmen Sie den Pilatesring in die rechte Hand und konzentrieren sich darauf, wie er von der Schwerkraft nach unten gezogen wird. Dann führen Sie die Pendelbewegung aus. Mit der linken Hand wiederholen.
2. Danach schwingen Sie den Ring mit der rechten Hand einatmend zurück und ausatmend (durch den Mund) weit nach vorn. Dort übergeben Sie ihn in die linke Hand. Im Wechsel üben. Sie können auch den Atem einfach gelöst mitschwingen lassen. Achten Sie bei der Übung auf ein aktiviertes Powerhouse und einen stabilen Stand.

4 Verspannungen unter den Schulterblättern lösen

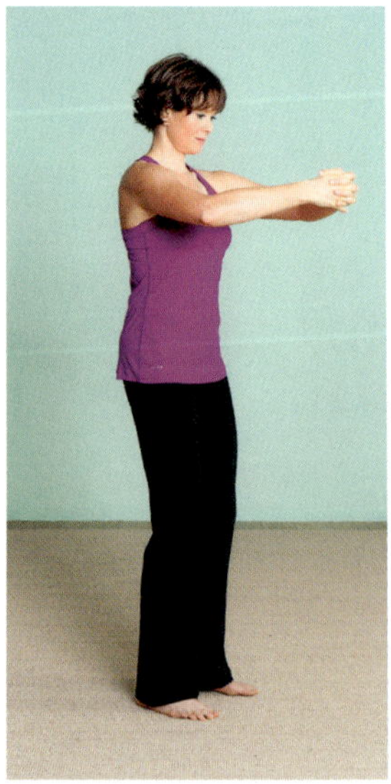

1. Diese Übung ist im Stehen oder Sitzen auf einem Stuhl möglich. Wichtig ist ein aufrechter Rücken. Verschränken Sie die Finger wie zu einem Gebet und heben Sie dann die Arme in Schulterhöhe. Achten Sie darauf, dass die Schultern unten bleiben.
2. Ziehen Sie zuerst das Kinn etwas ein und den Nacken lang. Dann den Kopf leicht vorbeugen. Achten Sie darauf, diese Haltung beizubehalten.
3. Ziehen Sie nun die Schulterblätter auseinander und die Hände und Arme etwas nach vorn. Atmen Sie dabei langsam aus und spüren Sie bewusst die Dehnung im Schulterblattbereich. 6- bis 8-mal wiederholen, dann nachspüren. Nehmen Sie wahr, wie diese Übungen Verspannungen im Bereich zwischen den Schulterblättern lösen.

Variante

Ziehen Sie die nach vorn gestreckten Arme einmal nach rechts und dann nach links.

5 Dehnung der seitlichen Rumpf- und Nackenmuskulatur

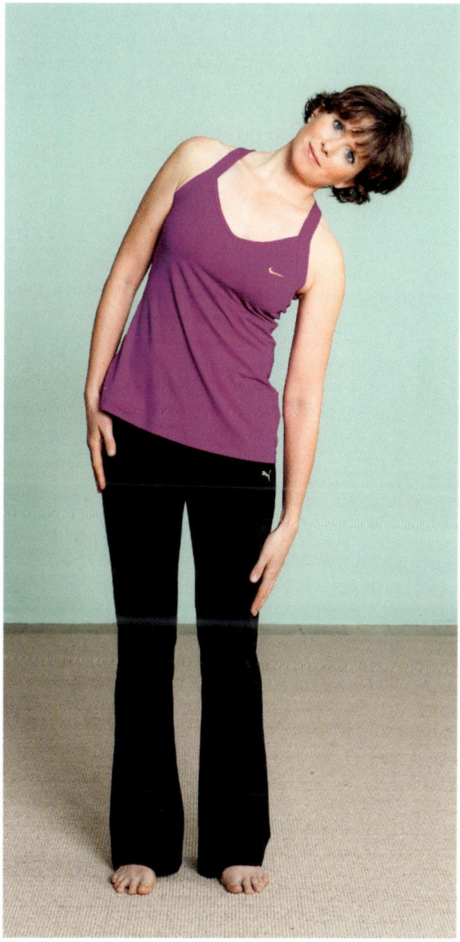

1. Stellen Sie sich mit leicht gebeugten, hüftbreit geöffneten Knien aufrecht auf den Boden. Die Arme hängen locker neben dem Körper, der Blick ist geradeaus gerichtet und der Nacken ist lang.
2. Lassen Sie den Atem durch die Nase einströmen. Mit der Ausatmung spannen Sie das Powerhouse (Bauch und Beckenboden) an und neigen den Oberkörper zur rechten Seite. Der Kopf folgt der Bewegung, das Ohr zeigt nach unten in Richtung Boden. Der rechte Arm zieht der Schwerkraft folgend seitlich neben dem Bein in Richtung Knie oder daran vorbei. Nehmen Sie wahr, wie die Schwerkraft die gegengleiche seitliche Rumpf-, Schultergürtel- und Nackenmuskulatur dehnt.
3. Halten Sie die Dehnposition 10 bis 20 Sekunden, während Sie gelöst weiteratmen. Dann in die Aufgangsstellung zurückkommen und nachspüren. Zur anderen Seite wiederholen.

Variante

Neigen Sie den Oberkörper wie oben zur rechten Seite. Atmen Sie in der Position ein und ziehen Sie dabei die linke Schulter hoch in Richtung Ohr. Atmen Sie dann langsam und fließend aus, senken Sie die Schulter achtsam wieder und nehmen Sie bewusst wahr, wie sich immer mehr Dehnung im seitlichen Nackenbereich einstellt. Die Dehnung kann bis zur Schädelbasis und zum Atlas gespürt werden. Richten Sie sich einatmend wieder auf. Nachspüren und beide Nackenseiten vergleichen. Die Seite wechseln.

6 Mobilisation der Kopfgelenke mit dem Redondo-Ball

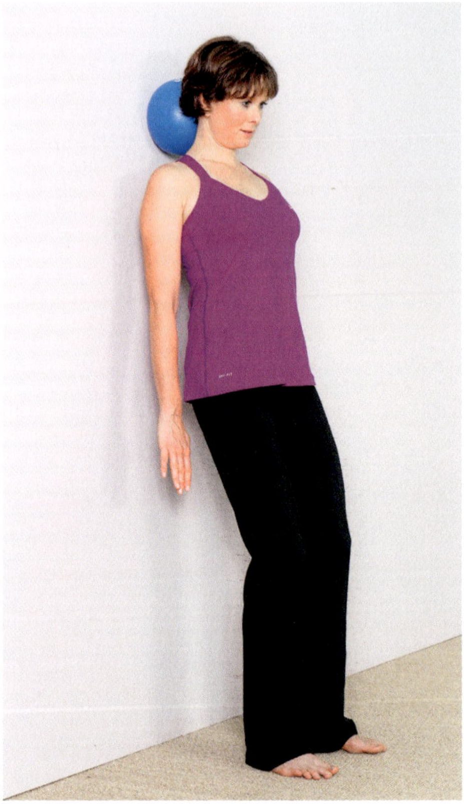

1. Stellen Sie sich etwa 20 Zentimeter vor eine Wand oder den Pfosten eines Türrahmens. Die Beine sind gut hüftbreit geöffnet und die Knie leicht gebeugt. Klemmen Sie den Redondo-Ball zwischen Hinterkopf und Wand, etwa im Bereich des Schädelbasisknochens, also am unteren Teil des Hinterkopfs. Der Rumpf ist aufrecht, die Arme hängen seitlich herab und die Schultern befinden sich in neutraler Position. Nicht nach vorn hängen lassen.
2. Stabilisieren Sie zuerst die Körpermitte, indem Sie Bauch und Beckenboden anspannen. Drücken Sie den unteren Hinterkopfbereich gegen den Ball und schieben Sie gleichzeitig den Hinterkopf nach oben, als ob Sie die Decke erreichen wollten. Die Schultern und Fingerspitzen leicht nach unten schieben.
3. Machen Sie dann mit dem Kopf viele kleine Nickbewegungen und erspüren Sie die minimale Bewegung in den kleinen Kopfgelenken am Schädelbasisbereich. Beim Nachspüren können Sie feststellen, wie diese durch diese Übung gelöst und von Druck befreit werden.

Varianten

1. Nehmen Sie die gleiche Ausgangshaltung wie oben ein. Drehen Sie den Kopf in vielen kleinen Bewegungen nach rechts und links wie beim verneinenden Kopfschütteln.
2. Nehmen Sie die gleiche Ausgangshaltung wie oben ein. Legen Sie die Arme so an die Wand, dass die Handflächen nach vorn zeigen.

7 Kopfgelenke lösen

1. Nehmen Sie die gleiche Ausgangsstellung ein wie oben. Spannen sie wieder zuerst Bauch und Beckenboden an. Drücken Sie dann den Hinterkopf wieder nach hinten gegen den Ball, wobei der Scheitel nach oben schiebt.
2. Aus dieser Ausgangsposition heraus drehen Sie ausatmend den Kopf in einer langsamen, bewussten Bewegung so weit wie möglich nach rechts. Atmen Sie dann in dieser Dehnposition 2- bis 4-mal ein und aus.
3. Drehen Sie den Kopf wieder zurück und wiederholen Sie die Übung zur anderen Seite.

Variante

Drehen Sie wieder den Kopf zur Seite und führen Sie dann minimale Nickbewegungen aus, mindestens 6 bis 10, gern auch 15 bis 20. Achten Sie darauf, dass die Schultern unten bleiben. Sie berühren dabei die Wand nicht. Den Kopf zurückdrehen und dann zur anderen Seite üben.

1

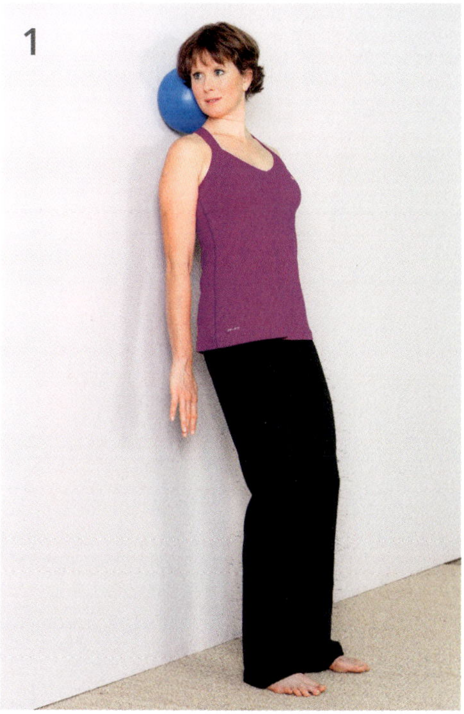

2

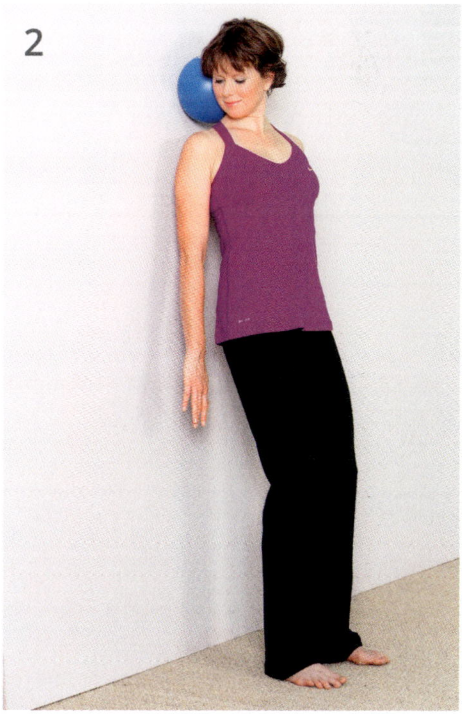

8 Lockerung des Schulterbereichs

1. Setzen Sie sich aufrecht auf das vordere Drittel eines Stuhls und schieben Sie ausatmend einen Pilatesring mit beiden Händen weit über den Kopf hinweg, sodass er dort oben wie ein Heiligenschein aussieht.
2. Senken Sie dann bewusst Ihre Schultern; die Arme bleiben jedoch während der gesamten Übung nach oben gestreckt.
3. Heben und senken Sie dann einige Male hintereinander die Schultern. Der Kopf bleibt währenddessen aufrecht, die Augen schauen geradeaus.
4. Senken Sie den Pilatesring, legen Sie ihn auf den Oberschenkeln ab und spüren Sie gelöst nach.

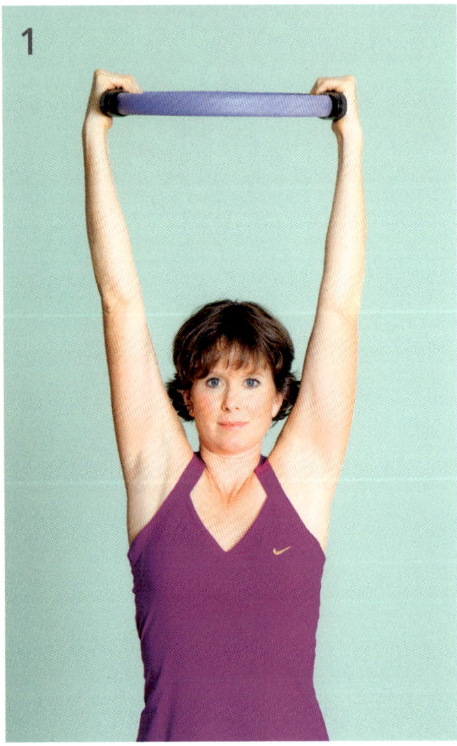

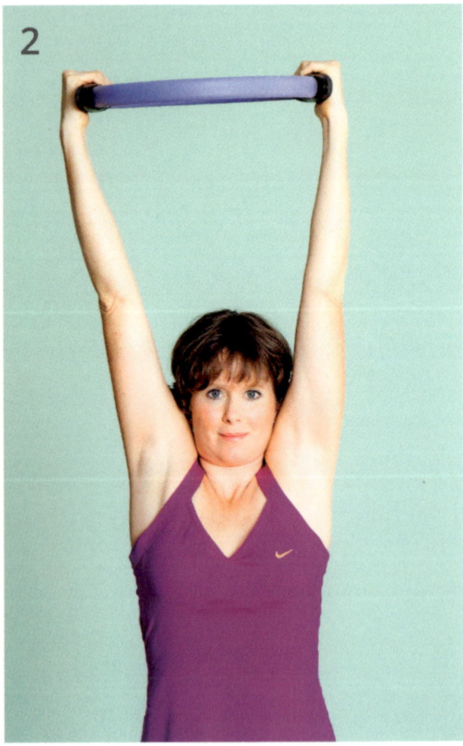

9 Kräftigung der vorderen Halsmuskulatur und Dehnung der Nackenmuskeln mit dem Pilatesring

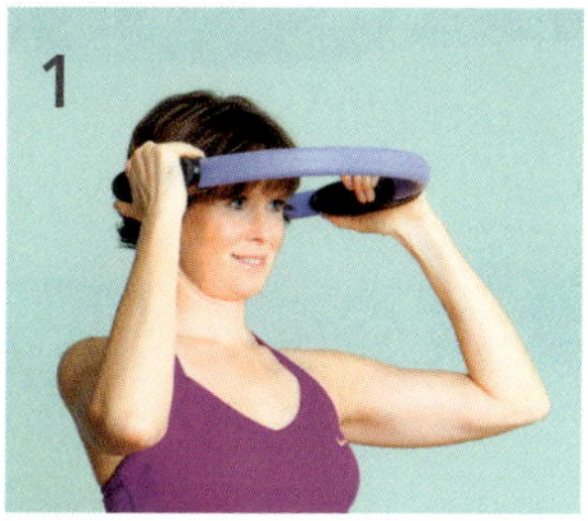

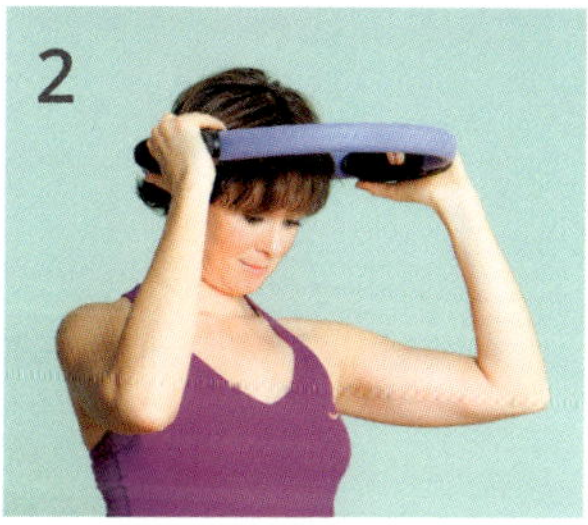

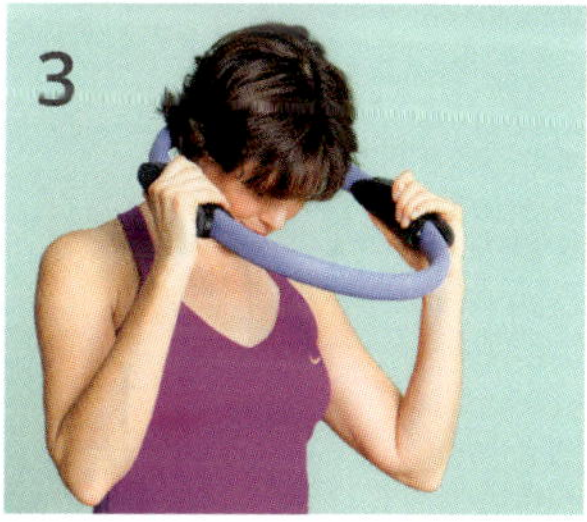

1. Setzen Sie Sich wie zuvor aufrecht auf das vordere Drittel eines Stuhls oder stellen Sie sich hin. Nehmen Sie den Pilatesring zwischen beide Hände und legen Sie sein hinteres Teil an den Hinterkopf, und zwar genau in den Bereich des Schädelbasisknochens, also an die Unterseite des Kopfes, sodass sich der Kopf innerhalb des Rings befindet. Der vordere Teil befindet sich in waagerechter Linie vor dem Kopf. Ziehen Sie das Kinn minimal in Richtung Brustbein.
2. Drücken Sie dann ausatmend den Kopf nach hinten gegen den Ring. Atmen Sie langsam und lange durch den Mund aus. Beim Einatmen locker lassen.
3. Beugen Sie dann den Kopf leicht vor und setzen Sie den Ring ein klein wenig tiefer an die oberen Halswirbel. Drücken Sie die obere Halswirbelsäule erneut ausatmend gegen den Ring nach hinten; dehnen. Beim Einatmen wieder locker lassen.
4. Wandern Sie auf diese Weise mit dem Ring immer ein wenig tiefer, bis Sie am Anfang der Halswirbelsäule angekommen sind. Danach den Ring auf dem Schoß ablegen und entspannt nachspüren.

Varianten

1. Sie können auch zwei bis vier Atemzüge lang in einer Dehnposition verbleiben. Wichtig ist immer: Die Schultern nicht hochziehen.
2. Legen Sie wie zuvor den Pilatesring an der oberen Halswirbelsäule an, drücken den oder die Wirbel dagegen und machen kleine »Nein-Bewegungen«. Auf diese Weise bewegen Sie Stück für Stück die ganze Halswirbelsäule und lösen Spannungen.

Wichtig bei allen Übungen: Lassen Sie den Unterkiefer locker und die Lippen ein klein wenig und weich geöffnet.

(10) Dehnung und Lösung einer Nackenseite mit dem Pilatesring

1. Stellen Sie sich aufrecht auf den Boden oder setzen Sie sich auf das vordere Drittel eines Stuhls. Halten Sie den Pilatesring mit beiden Händen senkrecht vor dem Brustkorb. Im Stehen sind die Knie leicht gebeugt. Winkeln Sie die Ellenbogen an und halten Sie sie nah am Körper. Die Schultern sind tief und bleiben unten; der Nacken ist lang. Atmen Sie in dieser Haltung ein, stabilisieren Sie dann die Körpermitte und drücken Sie ausatmend mit beiden Händen gegen den Ring. Sie müssen ihn nicht zusammendrücken. Achten Sie darauf, dass die Schultern unten bleiben und der Nacken lang ist. Beim Einatmen die Spannung wieder lösen. Mit dieser Übung können Sie Muskeln kräftigen, die auf Ihre Haltung und die Wirbelsäule stabilisierend wirken.
2. Nach vier bis acht Wiederholungen führen Sie den Ring in waagerechter Lage mit der rechten Hand zur Seite und nach hinten. Der Kopf dreht in die gleiche Richtung mit. Sie schauen dem Ring hinterher. Schwingen Sie den Ring zweimal mit gebeugtem Ellenbogen und zweimal mit gestrecktem Arm nach hinten und achten Sie darauf, dass auch die Schulter des anderen Arms unten bleibt und der Arm schwer an der Körperseite nach unten hängt. Gegengleich üben.

Variante

Legen Sie die linke Hand hinten an den linken Oberschenkel. Die Fingerspitzen der Hand schieben nach unten in Richtung Boden, sodass auch die linke Schulter nach unten gezogen wird. Führen Sie dann wie oben die Schwungübung mit dem Pilatesring aus und schauen Sie ihm jedes Mal hinterher. Lassen Sie den Atem dabei gelöst fließen.

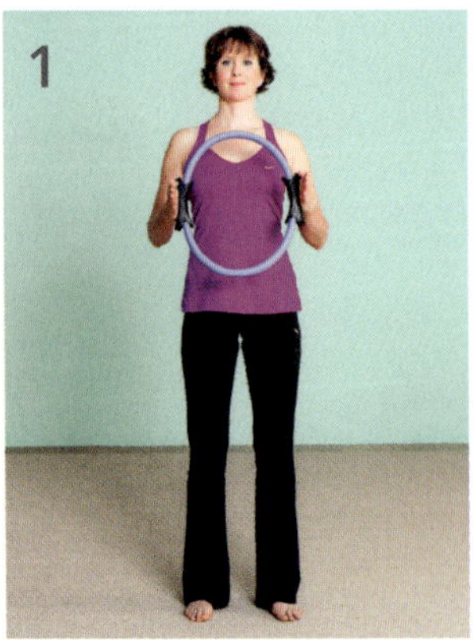

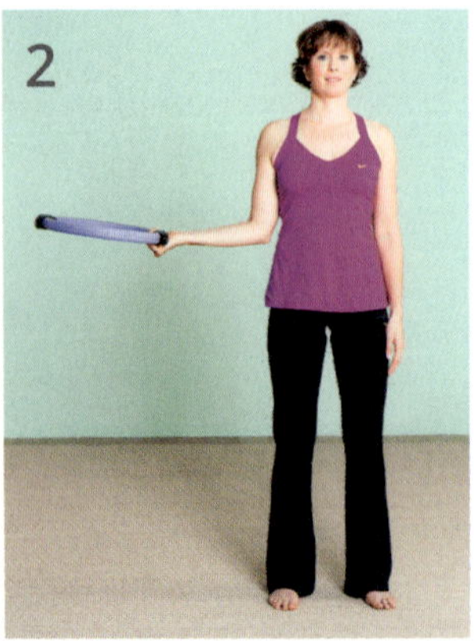

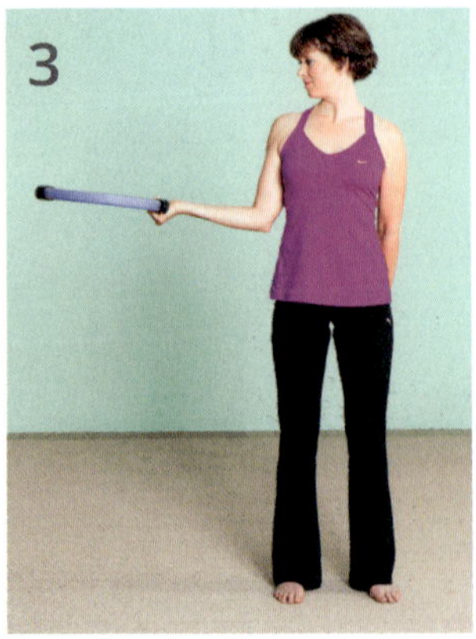

(11) Lösung von Schulter- und Nackenverspannung durch Schwingen mit dem Pilatesring

1. Stellen Sie sich aufrecht, mit leicht gebeugten Knien, auf den Boden. Halten Sie den Pilatesring an Ihrer rechten Seite in der rechten Hand. Der Arm hängt schwer nach unten.
2. Atmen Sie ein und schwingen Sie den Ring in weiten Bewegungen 4- bis 8-mal vor und zurück, indem der Ring Ihren Arm in die Weite zieht. Der Blick ist nach vorn gerichtet.
3. Wechseln Sie dann die Seite. Sie können diese Übung auch im Sitzen ausführen.

Varianten

1. Übergeben Sie nach dem zweiten Schwung den Ring vorn jedes Mal der anderen Hand.
2. Schwingen Sie wie oben, aber schauen Sie dem Ring jedes Mal hinterher.

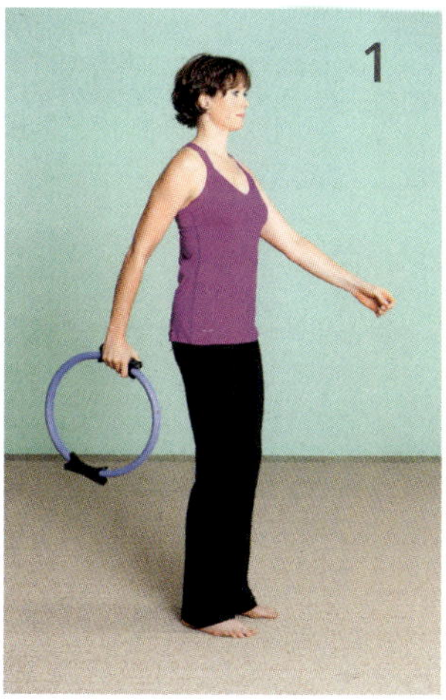

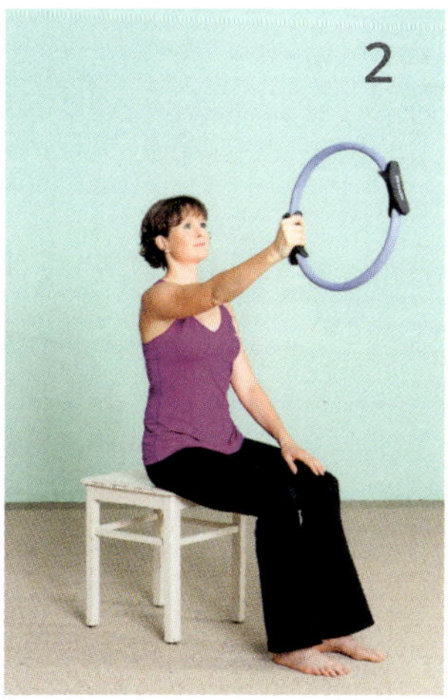

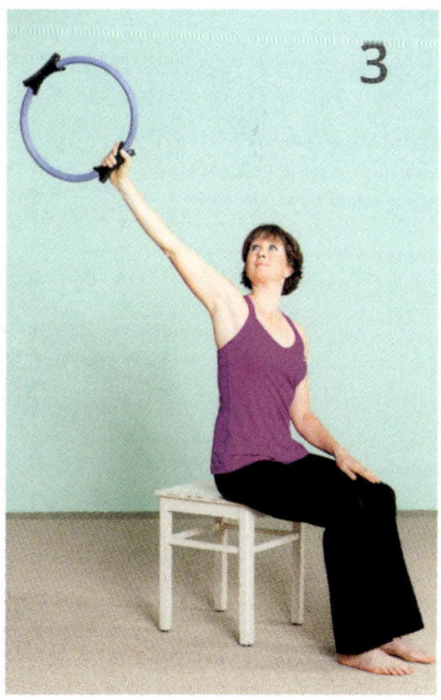

12 Lösung von Schulter- und Nackenverspannungen mit dem Pilatesring

1. Setzen Sie sich aufrecht auf das vordere Drittel eines Stuhls oder stellen Sie sich mit leicht gebeugten Knien auf den Boden. Halten Sie den Pilatesring senkrecht vor dem Brustkorb zwischen beiden Händen. Die Ellenbogen sind etwa im rechten Winkel gebeugt, die Unterarme parallel zum Boden.
2. Atmen Sie ein und schieben Sie den Nacken dehnend nach oben. Aktivieren Sie ausatmend die Körpermitte, drücken Sie den Pilatesring etwas zusammen und drehen Sie ihn wie ein Lenkrad nach links. Der Oberkörper geht dabei etwas mit. Auch der Kopf folgt der Bewegung zur Seite, wobei der Blick nach vorn gerichtet ist. Einatmend zurückdrehen in die aufrechte Haltung. Abwechselnd zu beiden Seiten üben.

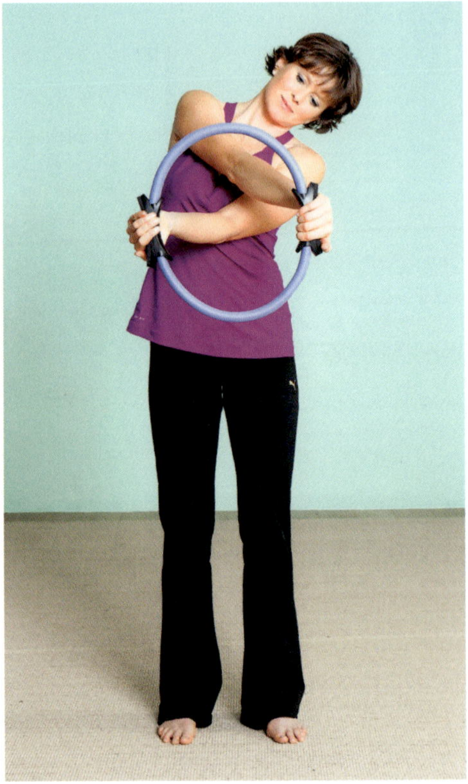

Variante

Ziehen Sie in der Dehnstellung das Kinn noch etwas in Richtung Brustbein und die linke Schulter ganz bewusst nach unten. Bei dieser Übung werden Sie eine deutliche Dehnung in der rechten Nackenseite spüren. Diese Dehnung ist wichtig, um die verkürzten, verspannten Muskeln im Nacken- und Rumpfbereich zu lösen. Den Atem in dieser Position gelöst fließen lassen. Kommen Sie dann wieder ausatmend in die aufrechte Haltung zurück. Dann die Übung zur anderen Seite hin ausführen.

13 Lösung der kleinen Kopfgelenke und kleinen Nackenmuskeln

1. Ziehen Sie im Stehen oder Sitzen den Pilatesring mit beiden Händen wie einen Pulloverkragen über den Kopf und legen Sie das hintere Ende an die Mitte des Hinterkopfs. Der vordere Teil befindet sich etwa in Höhe der Augenbrauen. Ziehen Sie zuerst beide Schultern nach unten.
2. Atmen Sie in der aufrechten Stellung ein und schieben Sie den Scheitel des Kopfes nach oben. Drücken Sie dann ausatmend den Kopf nach hinten gegen den Pilatesring (wie in Übung 9).
3. Drehen Sie nun den Kopf im Ring nach rechts. Lassen Sie den Kopf zwei bis vier Atemzüge in dieser Dehnposition und achten Sie darauf, das Kinn waagerecht oder leicht nach unten zu halten.
4. Drehen Sie ausatmend den Kopf zur Mitte zurück und entspannen kurz. Gegengleich üben.

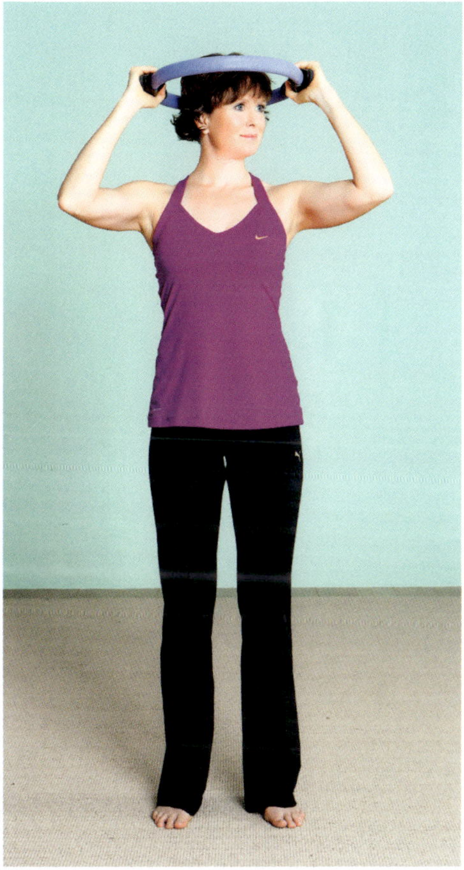

Variante

Führen Sie in der Endstellung (Kopf zur Seite gedreht) 10 bis 20 kleine Nickbewegungen aus.

(14) Nackendehnung und Stabilisation des oberen Rückens

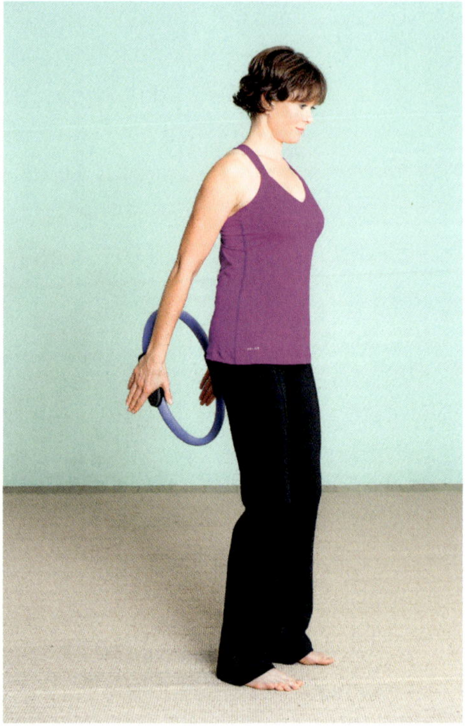

1. Stellen Sie sich mit leicht gebeugten Knien aufrecht auf den Boden und halten Sie den Pilatesring hinter dem Gesäß zwischen beiden Händen mit gestreckten Fingern fest.
2. Spannen sie dann Bauch und Beckenboden an und schieben Sie den Ring ausatmend nach unten; die Schultern gehen mit. Ziehen Sie gleichzeitig das Kinn ein wenig an und längen Sie den Nacken. Achten Sie aber darauf, dass die Schultern nicht nach vorn fallen, sondern aufrecht bleiben.
3. Beim Einatmen aufrichten und die Muskelspannung loslassen.

Variante

Ziehen Sie aus der zuvor beschriebenen Stellung heraus den Ring in einer fließenden Bewegung hinter dem Rücken abwechselnd nach rechts und links.

15 Lösen und Lockern des Schulter- und Nackenbereichs

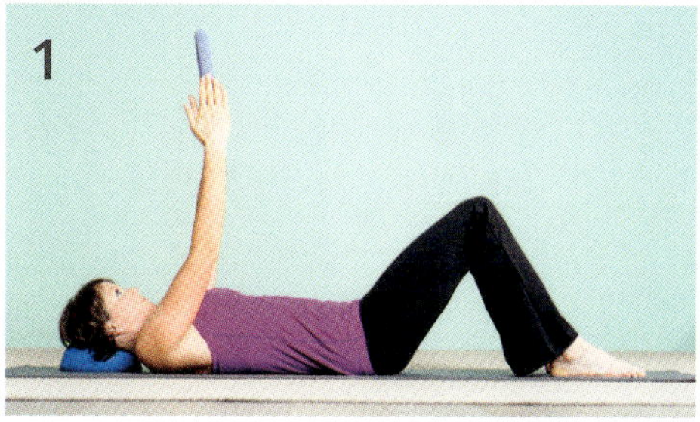

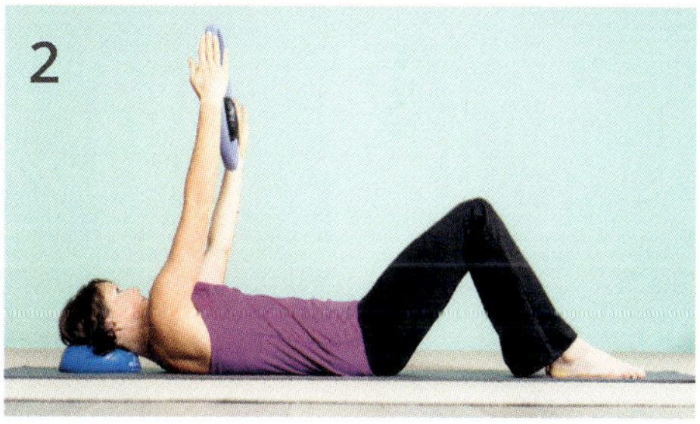

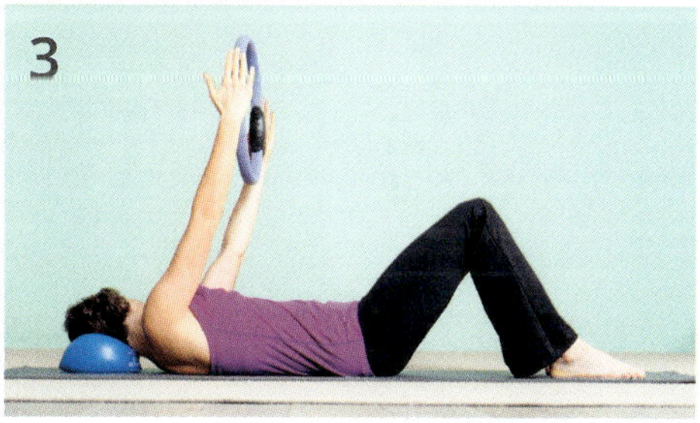

1. Legen Sie sich auf den Boden und stellen Sie die Füße hüftbreit auf. Die Arme liegen zunächst bequem neben dem Körper auf dem Boden. Heben Sie dann die Arme senkrecht über die Schultern nach oben, wobei die Fingerspitzen nach oben und die Handinnenflächen zueinander zeigen. Den Atem dabei gelöst und regelmäßig fließen lassen.
2. Schieben Sie dann ausatmend die Fingerspitzen der rechten Hand nach oben, bis sich Ihr rechtes Schulterblatt sanft abhebt. Erspüren Sie dabei auch die leichte Drehbewegung in der Brustwirbelsäule sowie die Dehnung im Schulterblattbereich. Lassen Sie den Atem in dieser Position natürlich fließen.
3. Senken Sie nach zwei bis vier Atemzügen das Schulterblatt langsam wieder ab und lassen es zum Boden hin gleiten. Abwechselnd mit der anderen Seite üben. Bedenken Sie: Wenn die Muskeln unter den Schulterblättern verspannt sind, hat das immer auch Auswirkungen auf den Nacken. Führen Sie die Übung bewusst langsam aus, als Variation dann auch mal schneller. Sie können sich dabei die Schulterblätter als kleine Füße vorstellen, die leichtfüßig über weichen Sand spazieren gehen.

Varianten

1. Noch angenehmer wird die Übung, wenn Sie unter den Kopf einen halb aufgeblasenen Redondo-Ball und unter die Schulterblätter ein (erwärmtes) Kirschkernsäckchen legen.
2. Während Sie das rechte Schulterblatt nach oben schieben, lassen Sie den Kopf sanft zur linken Seite sinken und umgekehrt.

(16) Lösung der Kopfgelenke und kleinen Nackenmuskeln

1. Legen Sie sich auf den Rücken und stellen Sie die Beine hüftbreit auf. Die Arme liegen mit den Handflächen nach oben entspannt neben dem Körper. Lassen Sie den Kopf schwer in den Ball hineinsinken. Auch Schultern, Kiefer und Gesicht sind entspannt. Die Augen blicken nach oben oder ein wenig nach vorn oben.
2. Stellen Sie sich nun vor, an Ihrer Nasenspitze sei einer kleiner Pinsel befestigt. Zeichnen Sie mit leuchtenden Farben verschiedene Formen. Nehmen Sie dabei die Bewegung in den kleinen Kopfgelenken bewusst wahr. Nicht selten hört es sich hier an wie »Sand im Getriebe«. Erschrecken Sie nicht darüber. Lassen Sie den Atem während dieser Übungen gelöst fließen. Halten Sie ihn nicht an. Zeichnen Sie:
   - ▶ Kleine und immer größer werdende Kreise in beide Richtungen
   - ▶ Zickzacklinien in beide Richtungen
   - ▶ Kleine liegende Achten, ganz langsam und bewusst, in beide Richtungen
   - ▶ Machen Sie kleine und langsame Nickbewegungen und erspüren Sie bewusst, wie sich der Nacken dehnt, wenn Sie vorn das Kinn zum Nicken anziehen.
   - ▶ Machen Sie kleine, langsame Nein-Bewegungen.

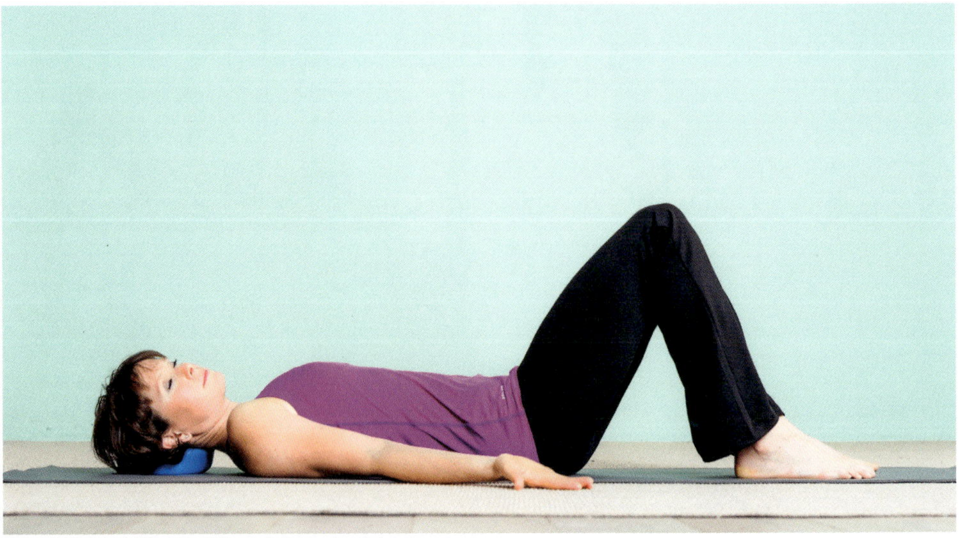

17 Dehnung der Nacken- und Schultermuskeln

1. Legen Sie sich wie oben auf den Rücken und stellen Sie die Beine auf. Die Arme liegen mit den Handflächen nach zuvor entspannt auf dem Boden. Der Kopf ruht schwer auf dem Ball.
2. Drehen Sie dann ausatmend den Kopf nach rechts und schieben Sie gleichzeitig die Fingerspitzen der linken Hand in Richtung Ferse. Erspüren Sie, wie sich die linke Nackenseite bis zur Schulter dehnt und weit wird. Genau diese Muskeln sind meistens sehr verkürzt.
3. Drehen Sie dann einatmend den Kopf wieder entspannt zurück. Zur anderen Seite wiederholen.

Varianten

1. Nicken Sie in der Endposition einige Male.
2. Bewegen Sie in der Endposition einige Male den Kopf so, als wollten Sie Nein sagen.

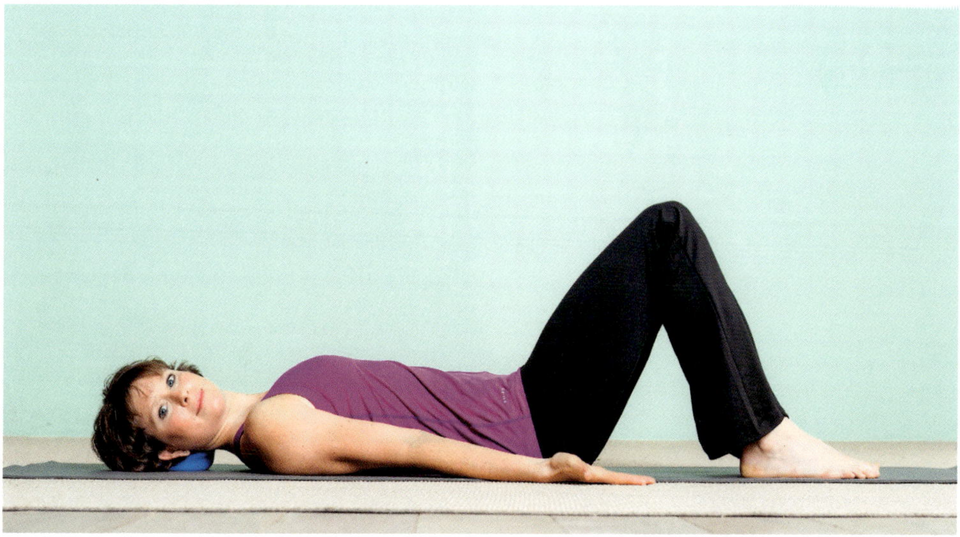

18 Kopfgelenke und Nackenmuskeln lösen

1. Nehmen Sie die gleiche Ausgangsstellung wie zuvor ein: Schultern, Gesicht und Arme bleiben bei dieser Übung wieder ganz entspannt.
2. Spannen Sie den Beckenboden ausatmend an und machen Sie kleine Nickbewegungen, wobei Sie sich vorstellen, dass die Nasenspitze viele kleine Striche malt. Währenddessen drehen Sie den Kopf langsam und bewusst nach rechts.
3. Lassen Sie ihn dann einige Atemzüge lang in der äußersten Dehnlage, die noch angenehm ist, liegen. Der Kopf ist schwer und alle Muskeln sind entspannt. Achten Sie darauf, dass keine der beiden Schultern hochgezogen ist und der Atem frei fließt.
4. Spannen Sie wieder ausatmend den Beckenboden an, machen Sie mit dem Kopf kleine Nickbewegungen und drehen Sie ihn dieses Mal zur linken Seite. Dort ablegen, einige Atemzüge lang so liegen bleiben.

19 Nackendehnung

1. Nehmen Sie die gleiche Ausgangsstellung wie zuvor ein: Heben Sie den Kopf leicht an und legen Sie die rechte Hand unter den Schädelbasisknochen des Kopfes, sodass der Handrücken gerade noch den Ball berührt. Die Augen zeigen nach oben zur Decke. Die linke Hand legen Sie auf das Brustbein.
2. Ziehen Sie den Schädelbasisknochen nun mit der Hand in die Weite nach hinten. Mit der linken Hand schieben Sie das Brustbein in Richtung Becken. Erspüren Sie die Weite und Dehnung, die dabei entsteht. Gegengleich üben.
3. Legen Sie beim Einatmen den Kopf locker ab, heben Sie ihn beim Ausatmen wenig an und ziehen mit den Händen den Hinterkopf nach hinten und das Brustbein nach vorn.

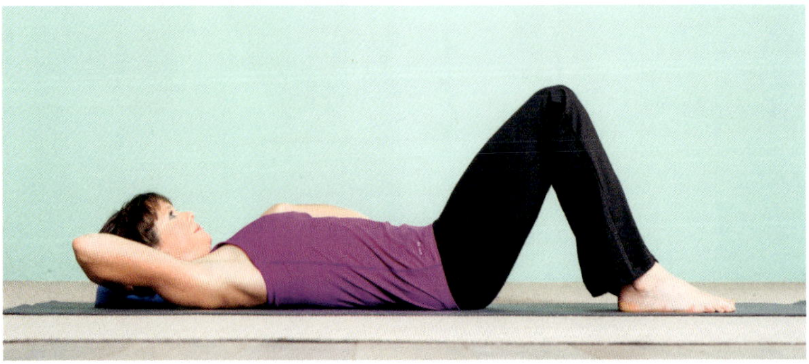

20 Die Halswirbelsäule und die ganze Wirbelsäule lang ziehen

1. Nehmen Sie die gleiche Ausgangsstellung wie zuvor ein: Stemmen Sie ausatmend beide Fersen in den Boden und spannen Sie die Bauch- sowie Beckenbodenmuskeln an. Heben Sie dazu beide Arme gestreckt leicht vom Boden an.
2. Während Sie die Bauch- und Beckenbodenspannung halten, schieben Sie gleichzeitig den Scheitel des Kopfes nach hinten in die Weite, während die Fingerspitzen nach vorn in Richtung Fersen ziehen. Es entsteht eine kleine Nickbewegung.
3. Lösen Sie beim Einatmen die Spannung. Legen Sie Kopf und Arme gelöst ab.

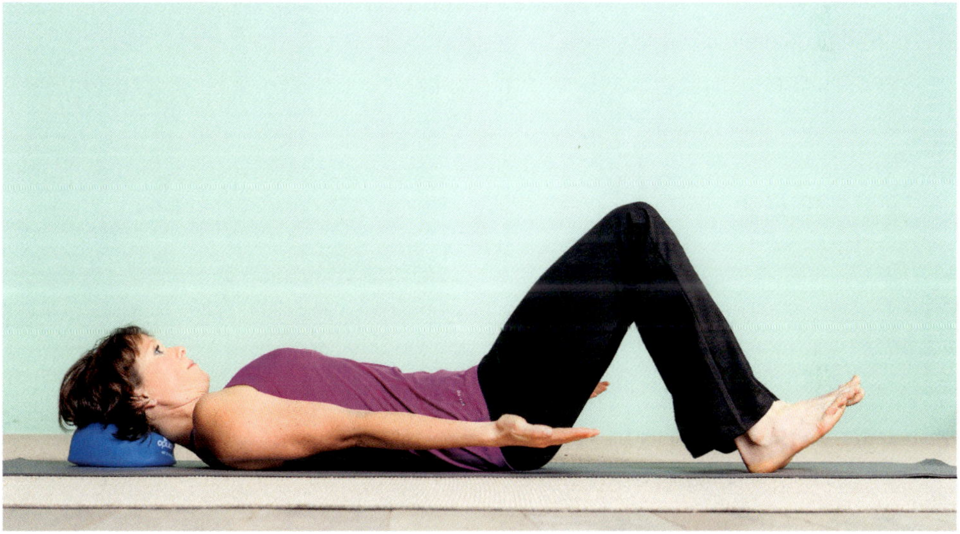

21 Dehnung der seitlichen Nackenmuskulatur und des Schulterblatthebers

1. Nehmen Sie die gleiche Ausgangsstellung wie zuvor ein, die Fußsohlen bleiben jedoch fest auf dem Boden. Aktivieren Sie die Körpermitte und heben Sie die Arme leicht an. Die Handinnenflächen zeigen nach oben.
2. Schieben Sie dann die Fingerspitzen und Schultern in Richtung Fersen und machen Sie den Nacken lang. Nach 4 bis 6 Sekunden legen Sie die rechte Hand auf die linke Schulter und schieben diese noch weiter in Richtung Gesäß. Sie werden staunen, wie weit dies noch möglich ist. Stellen Sie sich dabei vor, wie Ihr linker Schulterblattheber-Muskel (siehe Seite 29) auseinandergezogen wird.
3. Halten Sie diese Dehnspannung zwei bis drei Atemzüge lang und lassen Sie den Atem gelöst fließen. Danach beide Arme entspannt ablegen und den Kopf auf dem Ball ruhen lassen. Nachspüren. Dann die Seite wechseln.

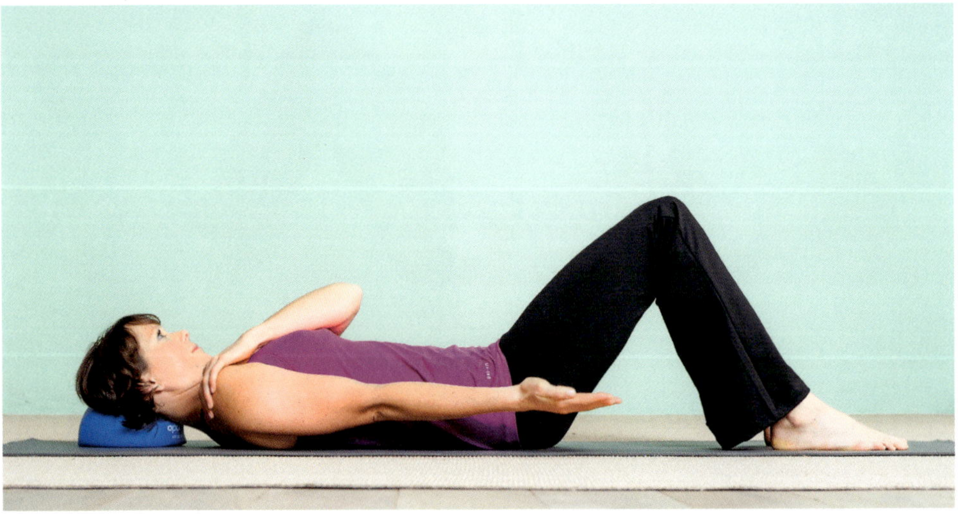

22 Nacken- und Schulterblattdehnung mit Pilatesring und Redondo-Ball

1. Nehmen Sie die gleiche Ausgangsstellung wie zuvor ein. Der Hinterkopf liegt auf dem Redondo-Ball und Sie halten den Pilatesring mit gestreckten Armen über dem Brustkorb zwischen beiden Handflächen. Die Fingerspitzen zeigen nach oben.
2. Spannen Sie die Körpermitte ausatmend an und schieben Sie dabei das rechte Schulterblatt nach oben in Richtung Decke. Erspüren Sie die Dehnung im rechten Schulterblatt- sowie Nackenbereich.
3. Lassen Sie beim Einatmen das Schulterblatt zurückgleiten. Dann die Seite wechseln.

Variante

Führen Sie die Übung wie zuvor aus, aber wenn Sie das rechte Schulterblatt mit dem rechten Arm nach oben schieben, drehen Sie den Kopf ein wenig nach links. Nehmen Sie die vermehrte Dehnung wahr, wenn sich der Kopf auf die andere Seite dreht. Gegengleich üben.

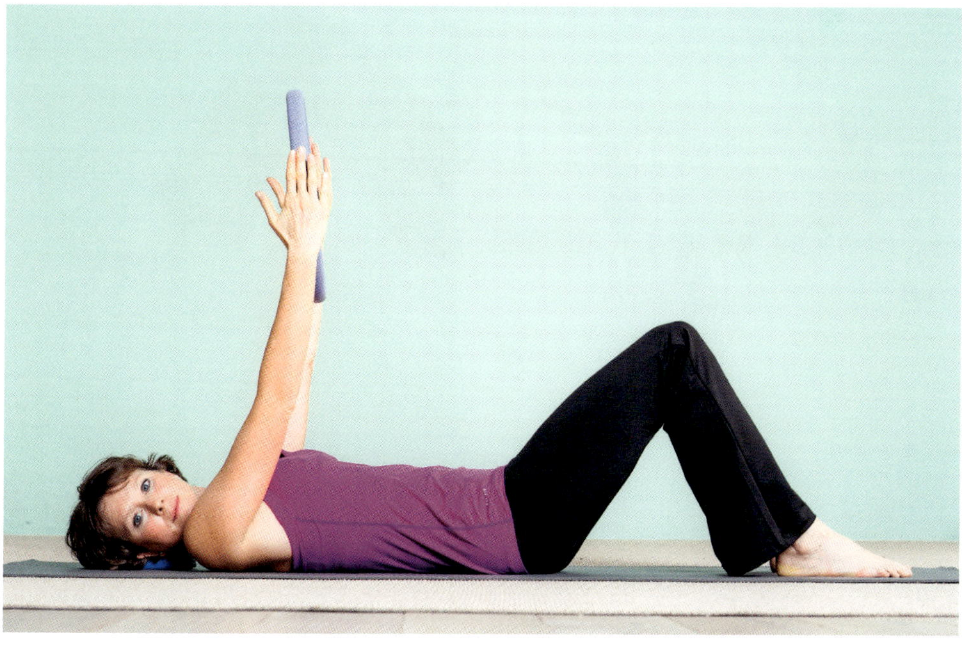

23 Schräges Schultergehen

1. Nehmen Sie die gleiche Ausgangsstellung wie zuvor ein, aber strecken Sie die Arme mit dem Pilatesring nicht senkrecht nach oben, sondern nach schräg vorn in Richtung Knie.
2. Führen Sie die Übung wie zuvor aus.

Variante

Strecken Sie die Arme nach schräg hinten über den Kopf.

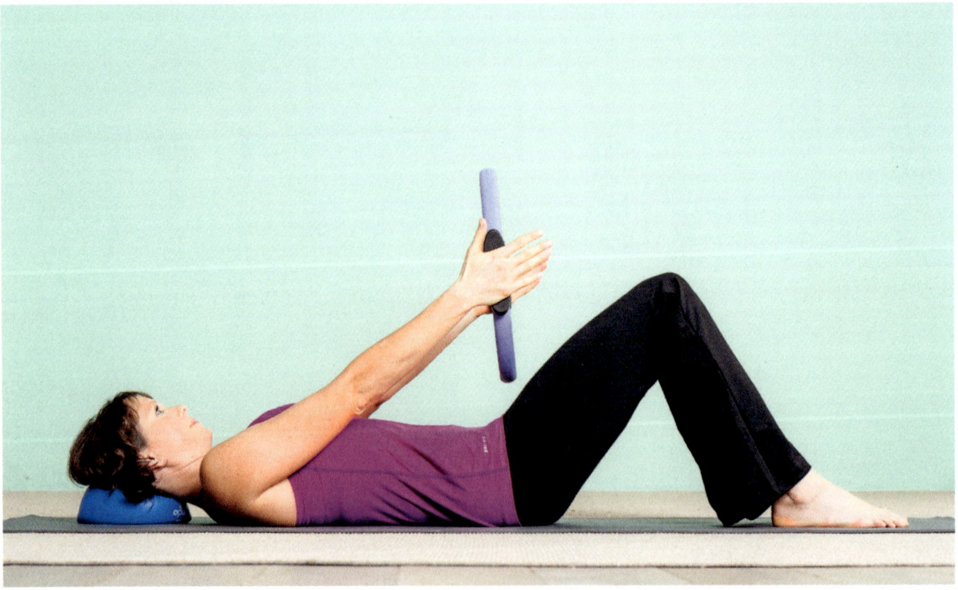

24 Dehnung der Wirbelsäule und des Nackens

1. Nehmen Sie die gleiche Ausgangsstellung wie zuvor ein. Ziehen Sie das rechte Knie zum Bauch und legen Sie den Pilatesring über die rechte Fußsohle. Das andere Ende des Rings halten Sie mit der rechten Hand fest. Strecken Sie das Bein so gut wie möglich senkrecht nach oben.
2. Spannen Sie ausatmend die Körpermitte an, heben Sie den rechten Arm ein wenig über dem Boden an und schieben Sie ihn nach vorn. Recken Sie gleichzeitig den Hinterkopf nach hinten. Schieben Sie die Fußsohle nach oben (fast ohne Bewegungsausschlag) und die Fingerspitzen der rechten Hand weiterhin nach vorn.
3. Bleiben Sie zwei bis drei Atemzüge in dieser Dehnposition und senken Sie dann gelöst Arm und Bein ab. Spüren Sie einen Moment der Übung nach, dann gegengleich üben. Erspüren Sie während der Übung die Dehnung und Weite in der gesamten Wirbelsäule bis zur Schädelbasis. Und achten Sie darauf, dass keine der beiden Schultern hochgezogen wird.

Variante

Schieben Sie aus der Endposition heraus den rechten gestreckten Arm und die Schulter 6- bis 10-mal in Minibewegungen nach vorn. Mit dem linken Arm und der linken Schulter wiederholen.

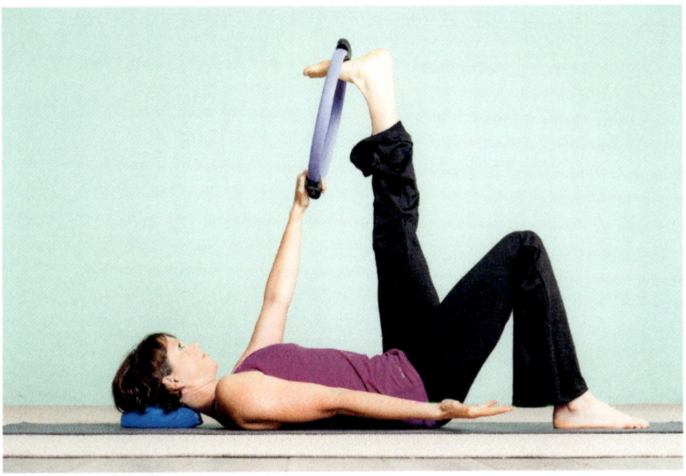

Was sonst noch hilft

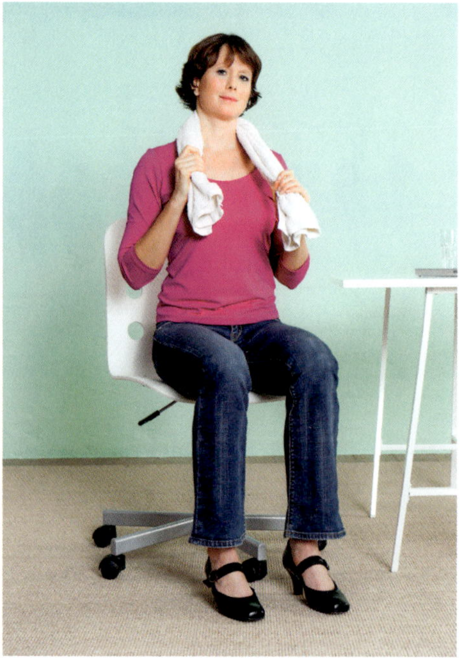

Übungen gegen den verspannten Nacken

Wenn Sie morgens mit einem steifen Hals aufwachen oder sich tagsüber verspannt fühlen und eine Pause für etwas Bewegung zwischendurch nutzen wollen, können Sie aus folgenden Übungen und Tipps auswählen.

- Rollen Sie ein Handtuch der Länge nach zusammen. Erwärmen Sie es, indem Sie es eine Zeit lang auf einen Heizkörper oder in den Backofen legen, oder tauchen Sie es kurz in heißes Wasser. Dann in den Nacken legen und die Wärme genießen.
- Sie können das Handtuch auch vorn festhalten und dann abwechselnd rechts und links nach vorn ziehen, um den Nacken beziehungsweise die verkrampften Muskeln zu massieren.
- Massieren Sie mit den Fingern beider Hände den Nacken rechts und links neben der Wirbelsäule von oben nach unten – wenn Sie wollen, auch zu den Schultern hin.
- Ziehen Sie die Schultern ganz zu den Ohren hoch, um sie dann wieder schwer fallen zu lassen. 10- bis 20-mal wiederholen.
- Kreisen Sie mit den Schultern einige Male rechts herum, dann links herum. Machen Sie die Kreise zwischendurch größer, dann wieder kleiner.
- Eine Übung, die tagsüber immer wieder ausgeführt werden sollte: Legen Sie sich im Stand an einer Wand ein Buch auf den Kopf und versuchen Sie, es weit nach oben in Richtung Decke zu schieben. Gleichzeitig ziehen Sie Ihre Fingerspitzen an den Beinen entlang weit nach unten. Diese Übung streckt die verkürzten Nackenmuskeln und macht den Hals frei. Zwischendurch immer wieder entspannen.
- Haben Sie einen kleinen Noppenball, mit dem man Schmerzen wegmassieren kann? Dann kommt er jetzt zur Anwendung: Stellen Sie sich etwa 30 Zentimeter entfernt vor eine Wand. Lehnen Sie sich mit dem Rücken dagegen und legen Sie den Ball

etwa in Ohrenhöhe zwischen Ihren Hinterkopf und die Wand. Zuerst mit dem Kopf etwas dagegendrücken, dann den Kopf leicht nach rechts und links drehen. So werden Verspannungen der kleinen Nackenmuskeln weg-massiert.

- Legen Sie den Noppenball mit der einen Hand auf die andere Schulter und bearbeiten Sie die harten Schultermuskeln mit dem Ball.
- Eine sehr effektive Übung gegen Hals- und Nackenverspannungen: Neigen Sie den Kopf auf die rechte Seite, sodass sich das rechte Ohr der rechten Schulter nähert. Dann legen Sie die rechte Hand auf die linke Kopfhälfte, sodass die Fingerspitzen etwa am Ohr liegen. Während der Kopf in dieser Position gehalten wird (nicht ziehen oder federn), ziehen Sie mit der linken Hand in Richtung Boden. Die Dehnung 10 bis 30 Sekunden halten; währenddessen locker weiteratmen. 3-mal wiederholen, dann die Seite wechseln. Danach spüren Sie sicher eine Erleichterung.
- Legen Sie beide Hände gefaltet an den Hinterkopf. Mit dem Kopf kräftig gegen die Hände drücken. Nach 8 bis 10 Sekunden die Spannung kurz loslassen. 4- bis 6-mal wiederholen. Dann den Kopf nach vorn beugen und das Gewicht der Hände wirken lassen. Locker weiteratmen. Die Dehnung 20 bis 30 Sekunden halten.
- Drehen Sie den Kopf zur rechten Schulter und senken Sie das Kinn dorthin. Dann den Kopf locker und gelöst über die Mitte zur linken Schulter drehen, wobei das Kinn einen Halbkreis beschreibt. Mehrmals zwischen den Schultern hin und her schaukeln.

> **Tipp**
>
> Verspannte Nackenmuskeln haben häufig auch mit verspannten Kopf- und Gesichtsmuskeln zu tun und umgekehrt – Sie sollten also auch diese lockern, mit den Fingern massieren und entspannen.

Akupressurpunkte für Hals, Nacken und Schultern

Das Drücken spezieller Akupressurpunkte kann den Energiefluss in angespannten Körperregionen wieder anregen. Gerade im Nacken-Schädelbasis-Bereich kann solch eine Behandlung, die man im Gegensatz zur Akupunktur selbst ausführen kann, Anspannungen lösen und die häufig erlahmte Durchblutung wieder auf Touren bringen. Die Akupressur, auch Druckpunktmassage genannt, kann überall angewendet werden. Sie hilft nicht nur bei morgendlichen Nackenschmerzen, sondern regt auch die Blutzirkulation im Kopfbereich an. So ist sie bei Kopfschmerzen, Ermüdungserscheinungen und Konzentrationsschwäche hilfreich.

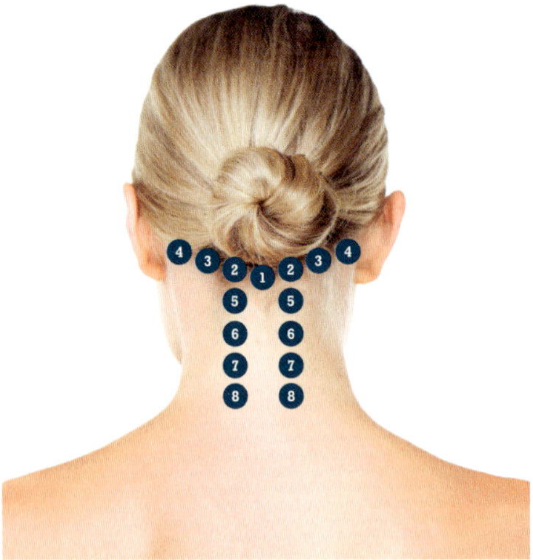

Akupressurpunkte im Nacken

Durchführung der Akupressur

Faustregel: Man sollte den Druck zwar deutlich spüren, aber ohne dass es richtig schmerzt.

Viele Punkte befinden sich symmetrisch auf beiden Körperseiten und können gleichzeitig auf der rechten und linken Seite akupressiert werden. Behandeln Sie jeden Punkt etwa 30 Sekunden; es kann aber auch durchaus länger sein, wenn Ihnen das angenehm ist.

Wichtige Akupressurpunkte im Nacken

- Legen Sie die Fingerkuppen der beiden Mittel- oder Zeigefinger auf die Akupressurpunkte, dann drücken Sie die Punkte der Reihenfolge nach, also von der Schädelbasismitte am Knochenrand entlang nach außen, dann rechts und links neben den Halswirbeln.
- Sie können dabei zur Abwechslung mit unterschiedlichem Druck kreisen. Für die Punkte am Schädelbasisrand eignen sich auch die Daumen sehr gut. Die Finger liegen dann auf dem Hinterkopf.
- Ein weiterer wichtiger Akupressurpunkt, der gegen Verspannungen in Schultern und Nacken hilft, liegt in der Schultermitte, genau zwischen siebtem Halswirbel und Schulteraußenkante. Hier können alle drei Fingerkuppen Druck ausüben; entweder gleichseitig oder gegengleich, das heißt, mit der rechten Hand auf die linke Schulter und umgekehrt.
- Zum Schluss fahren Sie sich mit allen Fingern in die Haare und lassen die Fingerkuppen dann auf der Kopfhaut liegen. Auf der Stelle drücken und sanft kreisen. Dann die Finger versetzen und wieder die Kopfhaut akupressieren. Auf diese Weise können Sie die ganze Kopfhaut behandeln. Danach fühlt sich der Kopf leicht und entspannt an.

Tipps für Ihren Alltag

Durch einfache, vorbeugende Maßnahmen bei den alltäglichen Verrichtungen, an die es lediglich zu denken gilt, lassen sich Verspannungen im Bereich der Halswirbelsäule oder ein steifer Nacken vermeiden:

- Auf eine aufrechte Haltung im Alltag achten, wobei der Kopf möglichst selten abgeknickt – vor allem nicht nach hinten – werden sollte.
- Beim Lesen, Autofahren oder Handarbeiten den Kopf nach Möglichkeit anlehnen; außerdem genügend Pausen einlegen.
- Beim Lesen kann man eine Buchstütze benutzen.
- Zum Schreiben eignet sich ein Schrägpult, das man auf die Schreibtischplatte stellt.
- Der Computerbildschirm sollte ebenso wie der Fernseher in Augenhöhe oder etwas tiefer platziert sein.
- Beim Fahrradfahren sollte man den Lenker so hoch einstellen, dass die gesamte Wirbelsäule, insbesondere der Nacken, gerade gehalten werden kann.
- Beim Gehen und Laufen sollte der Blick nach vorn gerichtet sein; das Kinn nicht nach oben halten, sondern eher leicht nach unten.
- Brustschwimmen mit hochgehaltenem Kopf ist schädlich für die Halswirbelsäule. Deshalb besser Rückenschwimmen oder Brustschwimmen mit Kopf im Wasser.
- Abrupte Drehbewegungen des Kopfes vermeiden.
- Den Nacken keiner Zugluft aussetzen (zum Beispiel im Auto).
- Arbeiten über Kopfhöhe vermeiden – lieber eine Leiter oder einen kippsicheren Stuhl benutzen.
- Die vorderen Reihen im Theater, Kino oder bei einem Vortrag möglichst meiden.
- Täglich die Halsmuskeln, aber auch die anderen Haltemuskeln, trainieren und dehnen.

Wärme hilft gegen Muskelverspannungen

Es ist bekannt, dass Wärme sehr schnell entspannt, wohltuend und schmerzlindernd wirkt. Bei Muskelverspannungen kommt es immer zu einer Minderdurchblutung und Unterversorgung der Muskeln und des Gewebes. Wenn man durch Wärmeanwendungen das Blut konzentriert zu diesen Stellen leitet – zum Beispiel durch ein Kirschkernsäckchen oder eine warmen Duschstrahl – werden dadurch die Blutgefäße weitgestellt. Dadurch kann der Stoffwechsel bestens angeregt und das Versorgungsdefizit ausgeglichen werden. Stoffwechselschlacken können besser abtransportiert werden. Es kommt gleichzeitig zu einer Mehrdurchblutung sowie einer besseren Sauerstoffversorgung, aber auch zu einer Muskeltonussenkung.

Die tiefe Muskulatur aufwärmen

Wissenschaftler haben nachgewiesen, dass bereits ab 40 Grad Celsius nicht nur die oberflächliche Durchblutung des Körpers intensiviert wird, sondern vor allem auch die der tiefer liegenden Muskelgruppen. Kalte Muskeln können fast gar nicht entspannen. Angenehme Wärme und beispielsweise ein Massagestrahl auf die jeweilige Körperpartie senken den Überspannungszustand im Muskel. Sehr empfehlenswert ist dies auch vor einem Gymnastik-Übungsprogramm für die jeweilige Partie. Der Stoffwechsel und die Durchblutung werden angeregt, die Muskeln weicher und die Sehnen dehnbarer gemacht. Die Beweglichkeit wird verbessert. Aber auch manche Nervenbahnen werden von Druck befreit, den die angespannte Muskulatur ausgeübt hat.

Ein wohltuendes Bad

Es gibt verschiedenen Arten der Wärmeanwendung. Zu Hause bedeutet ein heißes Bad sicher Entspannung pur. Wärme entspannt und Wasser entlastet dank des physikalischen Auftriebs. Beides miteinander kombiniert bringt selbst bei größter Anspannung wunderbare Erholung, und auch die Muskeln haben Zeit, sich zu lösen. Die Wirkung lässt sich durch Pflanzenextrakte, Kräuterzusätze oder Aromaöle noch steigern. Diese sollten aber erst kurz bevor man in die Wanne steigt ins Wasser gegeben werden, weil sie sehr schnell verfliegen.

Duschstrahl gegen Nackenschmerzen

Ungemein lösend und entspannend wirkt ein warmer Duschstrahl auf die Nacken- und Schulterpartie, besonders die kleinen Nackenmuskeln im Bereich des Haaransatzes. Den Duschstrahl drei bis fünf Minuten einfach vom oberen Nacken den Rücken herunterlaufen lassen. Mit der Zeit kann man den Brausestrahl auch ein wenig stärker werden lassen, wenn man es als angenehm empfindet.

Im Schulterbereich, besonders auf der Schulterhöhe, wo die Muskulatur dicker ist und die Verspannungen meist stark sind, kann der Strahl noch kräftiger und als pulsierender Massagestrahl eingestellt werden.

Ein prasselnder Duschstrahl auf beiden Schultern regt die Durchblutung bestens an und löst noch so harte Verspannungen. Das Wasser selbst, die Wärme und der spezielle Massagestrahl eignen sich hervorragend, um auch hartnäckigste Muskelverspannungen zu beseitigen und den Stress des Alltags wegzuspülen. Eine Dusch-Massage ist vor den Übungen geeignet, um die Muskeln vorzulockern und zu wärmen, aber ebenso auch danach, um die Wirkung der Übungen zu intensivieren.

Kirschkernsäckchen

Wärme hilft gegen Verspannungen. Sehr empfehlenswert ist das Kirschkernsäckchen, das man auf die verspannte Körperpartie, zum Beispiel den Schulter- oder Nackenbereich, legen kann und das sich auch der Körperform gut anpasst. Die Kirschkerne sind ein sehr guter Wärmespeicher. Die Wärme bleibt auf längere Zeit erhalten und kann somit auch in der Tiefe wirken. Das Kirschkernsäckchen, das man im Backofen oder im Mikrowellenherd erwärmen kann, fördert eine tiefe Entspannung und somit Linderung der Schmerzen. Sind die Muskeln »steinhart«, weil sie so verspannt sind, ist es günstig, sie vor den Übungen mit dem Kirschkernsäckchen aufzuwärmen. Dadurch werden sie elastischer und die Übungen wirken noch intensiver.

Das Kirschkernkissen (auch Traubenkern-, Dinkel-, Leinsamen- oder Körnerkissen) eignet sich auch vorzüglich, um im Bett vor dem Einschlafen darauf zu liegen. Man kann es so platzieren, dass es die verspannte Stelle gut trifft und löst.

Wie schlafen Sie?

Häufig hört man von Patienten oder Bekannten den Satz: »Ich bin mit einem steifen Nacken aufgewacht.« Meistens bleibt es dann nicht nur bei den unangenehmen Nackenschmerzen, sondern der Schmerz zieht vom Hinterkopf nach oben, oft bis zu den Augen. Kopfschmerzen resultieren häufig aus verspannten Schulter- und Nackenmuskeln, ebenso Schwindel, Gangunsicherheit und Kieferschmerzen. Deshalb ist es so wichtig, den Kopf mit der empfindlichen Halswirbelsäule und dem noch empfindlicheren Atlasbereich nachts optimal zu betten. Eine gute Durchblutung in dieser Region verhindert am nächsten Morgen Kopf- und Nackenschmerzen.

Steifer Nacken nach dem Schlaf? Muss nicht sein

Macht sich der Schmerz vor allem nach dem Aufstehen bemerkbar, kann Zugluft oder eine Verkühlung – kalte Muskeln ziehen sich zusammen und erhöhen ihre Spannung, um Wärme zu erzeugen – die Ursache sein, oder auch eine falsche Schlaflage.

Die richtige Matratze

Um Rücken- und Nackenprobleme am nächsten Morgen zu vermeiden, ist es zunächst wichtig, auf eine gute Matratze Wert zu legen, die einteilig, körperunterstützend und punktelastisch sein sollte und bei der Becken, Schultern und Kopf nicht einsinken. Lenden- und Halswirbelsäule sollten unterstützt werden. Dreht sich der Körper, darf die Matratze nicht nachgeben. Sehr gute körperunterstützende Eigenschaften haben Latex- und Schaumstoffmatratzen. Die Hauptsache ist, dass die Wirbelsäule in ihrer natürlichen Position ruhen kann.

Das passende Kopfkissen

Ungünstig sind zu weiche und zu große Kopfkissen, wie sie immer noch teilweise üblich sind. Der Kopf sollte zur Unterstützung von Hals und Nacken auf einem kleinen, festen Kissen ruhen. Zu empfehlen sind spezielle Nackenstützkissen, welche die Halswirbelsäule und den Atlas stützen. Manche Kissen sind sogar mit einer angepassten Rolle für die Halswirbelsäule ausgestattet, die diese empfindliche Region besonders gut und individuell stützen kann. Besonders vorteilhaft ist es, wenn diese Rolle etwas flexibel ist, sodass man sie sich vor allem in der Seitenlage im Halswirbelsäulen-Atlas-Bereich »zurechtziehen« kann. MySheepi hat solch ein Kissen nach den aktuellsten Erkenntnissen der Forschung entwickelt. Die integrierte, bewegliche Nackenrolle ermöglicht eine Druckentlastung sowie Entspannung der kleinen Nackenmuskeln inklusive der Bandscheiben und Nackenwirbel bis zum Atlas. Gerade die Stützfunktion dieser Nackenrolle ist besonders vorteilhaft.

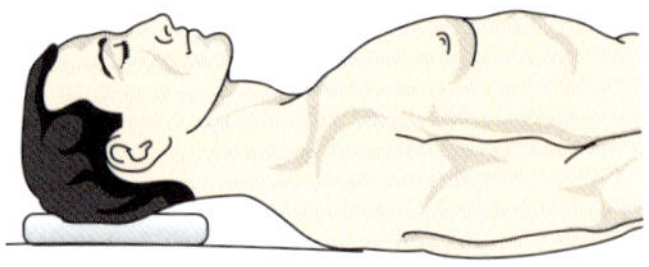

zu niedrige Unterstützung

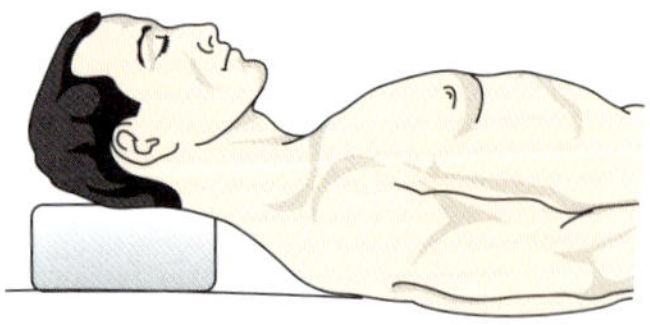

zu hohe Unterstützung

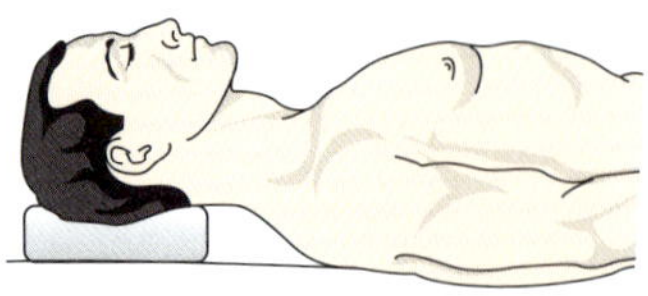

richtige Höhe der Unterstützung

Kopfkissen müssen die physiologisch richtige Höhe haben.

Das Kissen darf weder zu hoch noch zu niedrig sein, weil die Halswirbelsäule sonst in eine ungünstig gebogene Stellung gezwungen wird (siehe Abbildung links). Die Nackenmuskulatur verspannt sich, und Sie wachen mit einem steifen Nacken auf. Das Kissen sollte genau so hoch sein, dass sich Brust- und Halswirbelsäule in einer Linie befinden. Das gilt für die Rückenlage genauso wie für die Seitenlage.

Die optimale Schlaflage

- **Bauchlage:** Diese Lage ist nicht zu empfehlen. Die Wirbelsäule befindet sich dabei in einer ungünstigen Hohlkreuzposition. Der Nacken muss sich verdrehen, damit der Kopf auf der Seite liegen kann. Die Schultermuskeln der einen Seite können sich verkrampfen, und man wacht mit einem verspannten Nacken auf.
- **Rückenlage:** Die Rückenlage ist günstiger, aber nicht ideal, weil die Lendenwirbelsäule sich nicht ganz entspannen kann. Zur Unterstützung sollte man sich ein dickes Kissen oder eine Rolle unter die Knie legen. Für den Kopf- und Nackenbereich ist die Rückenlage nicht ungünstig, wenn das Kissen die richtige Höhe hat.

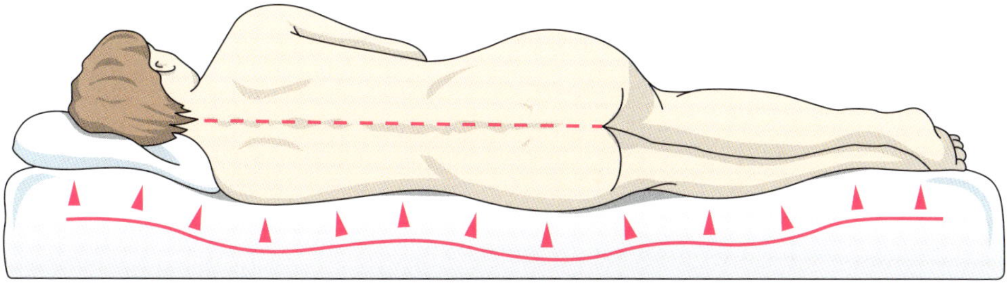

Ideale Schlaflage: Die Wirbelsäule befindet sich in ihrer natürlichen Position. Der Kopf liegt auf der richtigen Höhe, die Halswirbelsäule ist abgestützt und die Matratze der Kopfform angepasst.

- **Seitenlage:** Die Seitenlage mit leicht angezogenen Knien ist am rückenfreundlichsten. Die Schulter liegt dabei nicht auf dem Kissen, sondern davor. Dadurch bleibt die natürliche gerade Linie zwischen Hals-, Nacken- und Brustwirbelbereich erhalten. Durch die angezogenen Knie wird die Lendenwirbelsäule entlastet. Günstig ist im Übrigen auch ein Kissen zwischen den Knien.

Übungsverzeichnis

Lockerungs- und Wahrnehmungsübungen

Dehnung, Entspannung und Kräftigung

Stichwortverzeichnis

Über die Autorin

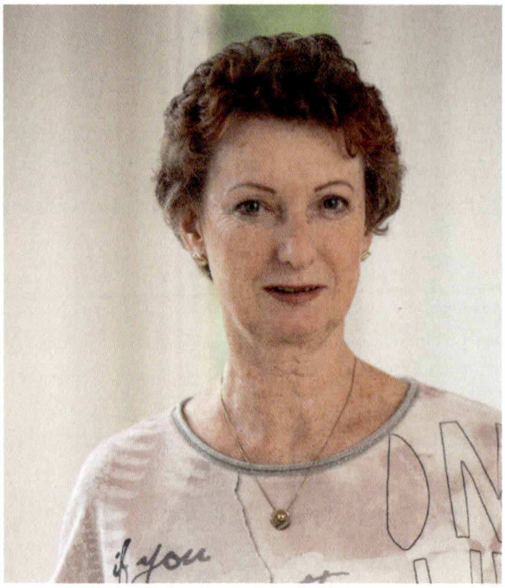

Heike Höfler ist staatlich geprüfte Sport- und Gymnastiklehrerin. Sie war jahrelang als Bewegungstherapeutin an verschiedenen Kliniken tätig und leitet Rücken- und Nackenkurse für Krankenkassen und an Volkshochschulen. Die dreifache Mutter hat zudem zahlreiche Bestseller zu Fitness-, Gesundheits- und Wellnessthemen verfasst. Durch Radio- und Fernsehsendungen sowie Veröffentlichungen in Fachzeitschriften ist sie einem breiten Publikum bekannt. Weitere Infos unter: www.heike-hoefler.de